増補改訂

わかりやすい難経の臨床解説
上

杉山　勲

序

『難経』は『易経』と共に "気" について書かれた代表的な書物である。両書はあたかも対句のように見えるが、どちらもまったく異なる分野の内容を持っていて、いずれも非常に難解であることに変わりはない。言うまでもなく『難経』は医学書であり『易経』は哲学の書である。元来 "易" の字には「やさしい」の意味はなく「開く」とか「明るい」の意味に使われていたようである。

　ところで鍼灸師の間でさえも『難経』に対する評価が分かれていることは誠に残念なことと言わなければならない。これもひとえに難解であるが故の悲劇であろうと考えられる。そこで何とかして「誰にでも分かる『難経』の解説書があったら………。」と思い、この本をまとめてみる気になった次第である。

『難経』を正しく理解する為には、いわゆる定説や常識にこだわっていては無理である。一般に見られる多くの誤解もこうした理由による所が大きいと考えられる。その為、本書は一難から始めるという一般的な方法は採らず、東洋医学の生命観から説き起こして治療法の理想で締めくくるという独特の編集方法を採った。そして徹底したクロス・リファレンスにより、それぞれの難の内容がどのような関係になっているのかを明らかにするように努めた。特に『基礎知識』の中の「各難のつながり」に入っている図３は、『難経』全体の内容が具体的にわかる大変貴重な物である。

　当然のことながら『難経』を理解する為には臨床追試を重ねる以外に方法はない。その意味で本書の内容は筆者の経験を元にまとめた物であるから、これから自立を目指す若い鍼灸師にとっては、非常に参考になる物と確信している。鍼灸師のみならず、漢方薬を扱う多くの医師や薬剤師にと

っても、東洋医学の基礎として充分役立つ物である。

　同じ文章を読んでも、読む者の経験の差によって解釈に違いが出てくるのもまた当然のことである。従って本書は一つの解釈にとどまらず、考えられるすべての可能性を挙げることにした。それらのうちどの解釈が正しいのか、それを決めるのは読者の自由であり、本書の内容に異論を唱えるのもまた自由である。もし仮に本書の内容に対して多くの異論が生まれてくるならば、それも立派な発展であり筆者の望むところでもある。

　いずれにしても"気"は変化して極まりないものであるから、その場の条件によって解釈の違いは起こってくるが、それらの可能性をすべて包含しているのが『難経』の内容である。それ故に具体的な言葉を使えなかった著者の真意を汲み取るべきである。

『難経』を読むことは病気を読むことである。自らの臨床技術の向上の為に、何度でも繰り返し繰り返し、一生読み続けて欲しいものの一つである。読み返す度に必ず新しい発見があるのが『難経』の魅力なのである。

　　　　　　　　　　　　　　　　　　　　　　　　　筆者記す。

凡　例

一、本書の構成は特定のテーマに基づく編集になっているので、難経の番号順にはなっていない。従って必要な番号を探す場合は、最後尾の番号索引を参照されたい。

一、本文の構成はまず簡単に特徴を述べ、続いて原文とその解釈、そして解説という順序になっている。「漢文は苦手」という読者は先に解説を読み、その後で原文を読めば必ず理解できるはずである。

一、原文は主に『難経本義』のものを参考にさせて頂いた。

一、原文は三行を単位として書いた。上の行は書き下し文、下の行は白文、そして真ん中の行は筆者の解釈による補足や、解説のための記号などを入れるのに利用した。

一、解釈の頭には㊬のマークを入れた。

一、解釈が何通りもある場合は、㊬１、㊬２、というように番号を付けて併記した。

一、本文中では著者と筆者という言葉を使い分けるが、「著者」は扁鵲（秦越人）を指し、「筆者」は解説者自身を指す。

一、本文中で『難経』を使う時は『　』を省略させて頂いた。また『内経』は『黄帝内経』の省略である。

一、図の中では「難」の字を省略して算用数字のみ記し、それ以外のものは漢数字を用いた。

上巻目次

※見出しの後のゴシック体の数字はそれぞれの難の番号を表す。

下巻目次

第 1 章　予備知識

はじめに

　難経の内容を正しく理解するためにはある程度の予備知識が必要である。ここではその為の知識をいくつか紹介していくことにする。

　『難経』とは俗称で、正しくは『黄帝八十一難経』と言い『黄帝内経』(素問・霊枢) の中から難解な部分を抜き出して、扁鵲によってまとめられた物とされている。一説には「難経の著者は一人ではなく、複数の手によるものである」とする見方もあるが、全体の構成や表現方法を見る限り、一定の方針に基づいて書かれた物であることは間違いない。従って少なくとも編集に関しては、一人の手によるものであろうと筆者は考えている。ただ本書の目的はあくまでも臨床的価値の追求であって歴史書ではないから、ここで史実の是非について問題にするつもりはない。大切なことはなぜこのような表現をしなければならなかったのかということと、それをどう読んでいったら良いのかということである。このことが分かると各難の内容が大変面白くなるので、最初にこの点から明らかにしていきたいと思う。

難経の成立とその背景

　難経は『黄帝内経』の内容から編集された物ということになっているが、治療法そのものは『素問・霊枢』の方法とかなり違っている。『素問』や『霊枢』では瀉血などによる対症療法が多く見られ、難経では補法を主体とする原因療法が中心となっている。つまり難経に至って本治法の体系が完

全に確立されたのである。このことは鍼灸治療の発達過程におけるそれぞれの段階と、書かれた時代の違いを意味しているということができる。

難経が書かれた年代は正確には分かっていないが、大体紀元前六〜七世紀頃といわれている。いわゆる春秋戦国時代といわれた頃で、今からおよそ二千五百年〜二千六百年前ということになる。当時の状況は戦乱に明け暮れていた為に、人々は心身共に疲弊していた。つまり虚体だったわけである。陰経の役割が重要視されるようになったのもその為である。

　これに対して『素問』や『霊枢』が書かれたのはそれより数百年前と考えられる。その頃は食物も比較的豊富で、戦乱もあまりひどくなかったと思われる時代である。

　原則論と具体的記述という文体の違いもあるが、難経と『黄帝内経』の大きな違いはこの点にあると言ってよい。同じ『黄帝内経』の中にも時代的に大きな開きが見られるが、総じて『内経』は痛みや化膿に対する治療であり、難経は虚弱に対する治療ということが出来る。その中でも『霊枢』の「本兪篇」や『素問』の「平人気象論」などは内容的に比較的難経に近い新しい時代の物と見ることが出来る。「痛みの治療から虚症の治療へ」という過程は、いみじくも鍼灸医学の発達過程そのものである。

　ところで難経の著者扁鵲は本名を秦越人といい、長桑君という人に医術を学び、斉の国の盧という所で研鑽を積んだ為に、「盧医」と号したこともある。

　「扁鵲」というのは人々が尊敬を込めて呼んだ名医の称号である。斉の桓侯の病気を見破ったというエピソードから考えると、相当の達人であったことが伺えるのである。その扁鵲が何故このような難解な文章を書かなければならなかったのか、その理由を次に考えてみたいと思う。

難経のテーマ

　ここでは難経の結論を考えながら、著者の真意を探ってみたいと思う。

　難経は読む者の知識や技量の違いによって、どのような取り方でも可能である。一般的にはほとんどの人が「難経は鍼の治療体系を書いた本である」と見ている。もちろんそれでも間違いでは無いが、そうすると結論は六十九難になるのであろうか。いやそれは正しくない。六十九難と八十一難とでは「虚実」の意味する物がまるで違うから、六十九難は結論にはなり得ないのである。仮にこの場合の結論を捜してみると、七十七難の「上工は未病を治し、中工は已病を治す。」というのが最も結論めいている。ただしこれを結論とすると、全体の表現が抽象的過ぎるのである。

　筆者は難経の結論を七十二難の中の一節にあると考えている。すなわち「調気の法は必ず陰陽に在り。」という一節である。これなら治療体系をテーマと見る場合でも、結論となり得る。つまり筆者は難経のテーマを治療体系ではなく"気"であると考えている。だから表現が具体的に書けなかったのではないかと見るのである。

　難経全体はすべて原則論で貫かれていて『素問』のように具体的な表現がどこにも見当たらない。また構成の方法も「脈診に始まり誤治の戒めに終わる」という独特な形をとっている。このことは著者が「いかなる病変にも対応できる内容を網羅したい」と考えたに相違ないからである。具体的な事例を挙げようとすれば、必ずそれとは合わない事例も出てくる。それらを一つ一つ説明していたら全体が膨大な量になってしまうし、欠けるものも出てくる。それではとてもすべてを言い尽くすことが出来ない。だから扁鵲は「抽象的」という批判を覚悟の上で、あえて完璧な表現を実現しようとしたのである。それだけ扁鵲の性格は潔癖で完全無欠主義者だったということになる。また情熱家でもあった。筆者には「分かる人だけ分かれば良い。」という扁鵲のつぶやきが聞こえて来るような気がしてならない。

難経の文体について

　難経は文章が非常に簡潔で、しかも名代の名文で書かれている。それだけに無駄な言葉は一切使われておらず、しばしば必要な言葉さえも省略されている。あるいは同じものでも離れた所において呼び名を変えたり、余分な文章を挟むといった書き方をしている。そのことが多くの誤解を生む原因であると同時に、二千年以上たった今もなおその価値を失うことのない理由になっている。このことが難経の文体の最大の特色である。つまり、より完璧である為には文章がより簡潔でなければならなかったわけである。

　前にも述べたように、扁鵲はいかなる病変にも対応できる内容にする為に、より完璧な文章を残したのである。それで彼は"気"を中心に書いたと考えられる。そのおかげで難経は地域を超え時代を超えて、今もその価値を保ち続けているのである。

　ところで本題に入る前に、参考書について少し述べておくことにしよう。

　難経には古今東西、数多くの注釈書が出版されている。ところがその中のどれを取っても「これは分かりやすい」と思うものが中々見つからない。それらの中で著者が最も参考になったと思うものはわずかに二冊しかない。一冊は広岡蘇仙の『難経鉄鑑』であり、もう一冊は勝萬郷の『難経古義』(台湾本)である。特に『難経鉄鑑』は筆者の目を覚まさせてくれた一冊である。しかし残念ながら今では『難経鉄鑑』を入手することは非常に困難になっている。

　基本的には扁鵲と同等の知識や技量、それに経験がないと難経を全て理解することは不可能である。だからほとんどの注釈書は「誰がどう言った、彼がこう言った」の羅列であって「自分はこう思う」というのが書かれていないのである。その点広岡蘇仙は、少なくとも知識に関しては扁鵲に匹敵するだけのものを『鉄鑑』の中で感じさせてくれるのである。また『難経古義』も編集方法が独特で面白い本である。

　次に題名について考えてみよう。

『黄帝八十一難経』とは「『素問・霊枢』から選んで書いた」という意味で『内経』と同じく「黄帝」を付けたと考えられる。しかし実際には『内経』には書かれていない独特の考え方も相当含まれている。また八十一という数字は九をかけ合わせたもので、「すべての」という意味の数字である。「あらゆるものを語り尽くす」ということから古典ではよく用いられている。そして「むずかしいんだぞこれは！」と言わんばかりの『難経』とは実にユニークな題名である。

　次に文章の書き方だが、どの難もすべて問答形式で書かれている。『素問』のように質問者の人格が特定されているわけではないが、このことは読者にとって要点が即座に理解できるメリットを持っている。

　そして答えの部分は必ず「然」という字から始まっている。この字は「しかり」とか「しかるなり」と読むが、これは難経が自然の法則を述べている為に「当然のこと」或いは「自明の理」という意味を持たせてこの字を使っているからである。

　また難経の文章で強調していることが必ずしも重要なこととは限らない。例えば全体の四分の一を脈診に費やしているにもかかわらず、八十一難において「脈診に頼り過ぎるな。」と言って一部これを否定しているくらいである。その代わりに著者は必ず重要であることを示す言葉を入れている。本書ではその言葉を「キーワード」と呼ぶことにする。

　次は言葉の使い方についてである。難経は陰陽論が主体である為に、単語の置き換えが自由にできる反面、分かりにくいという欠点もある。このことも難経を難解にしている理由の一つではないかと考えられる。

　この他にも難経では数字に特別な意味を持たせて使っている場合がある。それについては後で述べるが、何しろ書かれた時代が違う為に、現代人には到底理解しにくいことが幾つも含まれている。もちろんその時代なら何でもなかった文章でも、今となっては謎のような場合も決して少なくない。だから難経を読む時は謎解きをするようなつもりで、楽しみながら読むことが大切なのである。

古典の数理

　難経に限ったことではないが、東洋の古典に使われている数字にはそれ
ぞれ特有の意味が含まれている。その意味を知っていると内容の把握がよ
り的確に出来るので、ここではそれらの数字の意味について触れておくこ
とにしよう。

　東洋では数にも陰陽の区別がある。奇数は陽の数であり偶数は陰の数で
ある。難経の構成を見ても、偶数（陰）の難は前の難の補足であったり、繰
り返しであるものが少なくない。陰の数からは新しい項目を起こしにくい
のが普通である。

　先ず一は万物の始まる数であり、奇数であり陽の始まる数でもある。だ
から一を使う時は「始まる」とか「開く」或いは「基本」「元の」といった
意味がある。「一部」とか「一派」のように言葉の上では特定のグループを
指すこともあるが、古典の中ではあまりそのような意味に使われることは
ない。「始まり」「開く」「元の」という意味が重要である。

　二は偶数の中では最も小さい数であり陰の始まる数でもある。これには
「戻る」とか「帰る」「退く」などの意味がある。従って一には「行く」「進
む」の意味もあることになる。

　三は変化を表す数、変化の始まりである。「変わる」の意味があるので食
物が水穀の精微に変わる過程を "三焦" と名付けたのである。また陰陽の
変化を三陰三陽に分けるのも同じ理由に由来している。

　四は四辺・四隅から転じて「かこむ」の意味がある。四診法というのも「病
気を取り囲むように違った側面から見ていく方法」ということである。

　また五は一から九までの中心の数である。従って五行に代表されるよう
に「めぐる・回る」などの意味がある。あるいは「均衡」「整う」「備わる」
の意味もある。それから転じて「生きる」「助かる」「無事」の意味に使わ
れる。つまり五行論というのは相生関係が基本であって、相剋関係は相生
関係に対する理論的な機能の陰陽なのである。（相生が陽で相剋が陰）地上に

生物の営みが続くかぎり、五行の存在が自然の恵みとして働いているのである。

　六は陰の数であり有害なものに当てられている。五行とは反対に生命を危うくするものとされている。例えば「六淫の邪」というのは激しい病気の元になるものである。

　七は「性質が反対になること」あるいは「逆」の意味に使われる数である。例えば卯の方角は太陽が上がる所だが、それから数えて七番目の酉は太陽の沈む所である。また冬至から数えて七か月目には正反対の夏至が回ってくる。このように陰陽が逆転するので、易には「七殺」という言葉もあるくらいである。難経では「七伝間臓」として死の転機を取る病型に使われている。

　八は二を三回掛けた数であり陰陽変化の極まりを表す。従って易ではこれを卦の基本数として使っている。『内経』では風の吹いてくる方向（八方）としているが、難経では方位を五方（四方プラス±）としたり、あるいは十二支に分けているので、あまり重要視されていないのである。

　そして九は桁の中で最高の数であり、「全て」とか「尽くす」の意味がある。『霊枢』では「九野に応ず」といって九篇を一巻の単位としている。九野とは全ての分野、あらゆる地域という意味である。『内経』も難経も九を掛け合わせた八十一を全篇の数としているのは「全てを語り尽くす」という意味からである。

　この他十二、六十、三百六十五など、それぞれを自然の数に合致するものとして好んで用いている。

　以上のように難経でも他の古典と同様、数字に特定の意味を持たせて使っている。これらの数字に秘められた意味を解きながら読むのも、難経を正しく理解する方法の一つである。

難経の構成

　難経の構成は独特である為に、一難から読み始めることは最も分かりにくい。だから筆者は分かる所から読み始めれば良いと考えている。本書では一旦各難をばらばらにして、分かりやすい所からテーマに従って進める形をとった。その為に本書の説明は番号順にはなっていないので、ここでは全体の構成を見ながら難経の内容をダイジェストしてみたいと思う。

　まずおおよその内容を大別してみると、**図1**のような組み立てになっている。

1〜21難	脈診論
22〜30難	経脈説
31〜44難	臓腑説
45〜47難	（分類不詳）
48〜60難	病証論
61難	診断法
62〜68難	経　穴
69〜81難	治療法

図1

　このうち四十五〜四十七難については前後の難とのつながりがあまり良くない。これは他の部分に入れるべき物がここにまぎれ込んだのか、あるいは別の何かの意図があってここに置いたものか、その理由が不明である。特に四十五難は経穴に含めた方が良いという考え方もできる。

　またこの中では脈診の難の数だけ突出して多いのが目を引く。にもかかわらず問診や望診、聞診などはほとんど書かれていない。十三難と三十四難に「声色臭味」という形でわずかに見えるだけである。このことは何を意味するのであろうか。想像力たくましく考えてみるのも面白い。「脈診以

外は重要ではない」などということは決してあり得ないはずである。その理由を推測してみると、次の様なことが考えられる。

　第一には著者が後学に脈診を伝えることを大変苦心していた現れである、と見る考え方である。扁鵲の脈診力は、それは抜群だったであろうことは想像に難しくない。とすれば「何とかして脈診を後世に残したい」と考えたに違いないからである。脈診を伝えることが容易でないことは、昔も今も変わりはなかったようである。一難から二十一難まで見ると、十五難から十八難については内容的に一貫している。ところがそれ以外の難については統一性が乏しく、全体的に見れば「手を変え品を変え」といった感じで脈診を理解させようとしていることがわかる。

　第二には逆のことが考えられる。つまり、扁鵲自身が脈診を習得するのに最も苦労した結果であると見る考え方である。言うまでもなく難経は一年や二年の短期間で完成されたものではなく、試行錯誤の末に書きあげられた一世一代の大作である。当然そこには著者の発達過程が反映されていなければならない。脈診から説き始めるという独特の編集方針を見ると、そう考えるのも無理なことではない。

　第三には当時の世相に合った書き方をした、という可能性である。治療を受けることができたのは貴族や上流階級が多かったであろうことを考えれば、胸腹部を見ることはまず無理であったと思われる。そうなると診察に使えるのは顔色を見て、脈をとり訴えを聞いて匂いで感じるしかなかったということになる。当時の権力者は医者に対してさえも用心を怠らなかったのである。つまり四診法というのは当時の社会事情によって発達した診察法であるということが出来る。四診法の中で最も説明を必要とするのが脈診である。その為にこれだけ多くの説明を要したと見る考え方である。

　脈診以外の項目については数の上で大体バランスが取れていると言って良い。ただ内容的に見ると、いま一つ整理が行き届いていないのも確かである。例えば脈診の内容だけを見ても、死期の兆候が三難、四難、八難、十一難、十四難、二十難と出て来てまとまりがない感じである。

　一難から三難までは脈診の概要、四難から六難までは脈の陰陽であるからそれで良いとして、七難には三陰三陽の季節変化、八難には先天の気を述べている。季節変化も一種の陰陽であると考えれば、七難までの配置は分かる。しかし八難はどう見ても脈診の最後、すなわち二十一難の内容の後ろに置くべきではないかと筆者は考える。八難ばかりではないが、生命とか寿命を意識させる内容を随所に置くのが難経の特色でもある。

　九難からは病症と脈診の関係を述べている。九難は臓病と腑病の鑑別であり、十難はいわゆる「一脈十変」と言われる内容になっている。いずれも病脈の原則である。具体的な内容といえば、十三難と、十五難から十八難までの四つの篇であり、これが病証脈の中心になっている。そして二十一難において再び原則を述べて脈論を締めくくっている。

　以上のように原理・原則を述べてから具体的な内容を述べるのが、もう一つの特色である。これは三十一難からの臓腑と四十八難からの病証、それに最後の治療法においても同じである。これらの特長を考えれば二十二難と二十三難は配置が逆ではないかと考えられる。脈度の後に是動病と所生病を置いた方が、よりまとまりのある形になるからである。

　本書の目的はこのような不統一をもう一度整理し直して、難経全体を再評価しようという狙いにある。そこで次節では内容面のつながりを見ながら、どう読んでいったら分かりやすいのかを考えることにする。

各難のつながり

　前節では全体の組み立てがどうなっているのかを見てきたが、ここでは各難の内容がどうつながっているのかを見ていくことにする。前節の始めに「一難から読み始めるのは最も分かりにくい」と述べたが、それはしばしば内容が飛躍しているからである。だからその内容の関連を追いながら読んでいくと、誰にでもおのずと理解できてしまうのである。難経を読ん

1	原　理	11	結　滞	21	脈と呼吸
2	方　法	12	誤治の戒	22	是動所生
3・4	異　常	13	声色臭味	23	経脈の度
5・6	陰　陽	14	損至の脈	24	経脈の絶
7	季節変化	15	季節変化	25	経の相火
8	先天の気	16〜18	病証と脈	26	十五絡
9	鑑　別	19	逆　順	27〜29	奇経
10	一脈十変	20	伏　匿	30	気血榮衛
31	三　焦	41	肝	51・52	臓腑鑑別
32	心　肺	42	臓腑の度	53・54	伝　変
33	肺　肝	43	後天の気	55・56	積　聚
34	七　神	44	七衝門	57	五　泄
35	臓腑遠近	45	八会穴	58	傷　寒
36	腎　臓	46	血気盛弱	59	狂　癲
37	九　竅	47	頭部特性	60	頭心痛
38・39	相　火	48	虚　実	61	神聖工巧
40	肺と腎	49・50	五　邪	62	兪　穴
63	井　穴	70	四季刺法	77	未病已病
64	五兪剛柔	71	榮衛刺法	78	補瀉極意
65	五兪出入	72	調気の法	79	補瀉原理
66	原　穴	73	井穴代用	80	出内極意
67	兪募穴	74	四季五病	81	誤治戒め
68	五兪主症	75	治療法則		
69	治療法則	76	補瀉の法		

表1

で分かる為にはこのことが最も大切なことである。

　しかしつながりを見る前に、各難の内容がどのようになっているのか、まずそれから見ていくことにする。

　表1は各難で扱っている項目を上げたものである。これを見ると例えば

```
16 ┐                    2 ⇨ 3    （関格覆溢）
17 ├ （脈と病症）      38 ⇨ 39   （相　　火）
18 ┘                   49 ⇨ 50   （五　　邪）


27 ┐                   51 ⇨ 52   （鑑　　別）┐
28 ├ （奇　　形）      53 ⇨ 54   （七伝間臓）├ （病　　証）
29 ┘                   55 ⇨ 56   （積　　聚）┘
```

図2

　七難と十五難はどちらも脈の季節変化を扱ったものであり、十二難と八十一難は誤治について述べた所である。それから九難と五十一難・五十二難も臓病と腑病の鑑別について述べた所である。一見いずれも同じ様な内容に見える。また相火は経脈、臓腑、経穴の中にそれぞれ見られる。このような共通の内容を探して一緒に読んでみるのも良く、またある難の前提となる難を探して読み合せてみるのも良い。例えば六十九難を正しく知る為には、まず十五難を読み、続いて四十九難→五十難、そして六十九難と読むのが最も分かりやすい読み方である。この四十九難、五十難のように、内容的に数字が連続しているものを見てみると**図2**のようなものがある。

　六十二難から六十八難のように内容が似ている所もあるが、それ以外の所は前後の難で関連性が希薄に見える所も少なくない。そこで必要になるのが離れた難の中から関連のあるものを見つけて、互いにつなぎ合わせる作業である。筆者の見解でそれをまとめたものが**図3**である。

　この図は共通の要旨を持つ難同士、或いはその難の前提となる内容を持つ難を線でつないだ物である。この図がベストというわけではないが、少なくともこの図のような順を追って読んでいくと、理解し易いのではないかと思う。ただし本書の中ではこの図と異なる組み合わせをする場合もあり得るが、それは決してこの図と矛盾するものではなく、その難の要旨をどう取るかによっていろいろな難とのつながりが出てくるからである。

　この図はあくまでも難経全体を総合的に眺めたものであって、ある特定

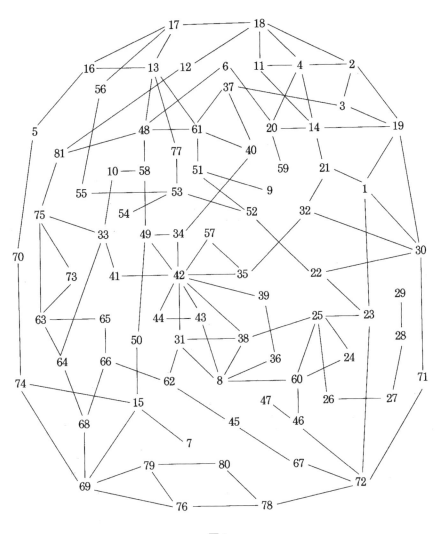

図3

の難を中心に考えたものではないから、この他にもまだたくさんの結びつきが想定できる。このような総合的なつながりにしても、同じ内容のものを結んだ場合と、前提となるもの同士を結んだ場合とでは全く異なる組み合わせが出来てくるはずである。

　例えば八難は表向きは先天の気について述べているので、二十四難や二十五難、或いは三十一難などとつながるが、裏を返せば脈診の範囲を述べているので十五難ともつながるのである。また六十一難は十三難や三十四難ともつながりがある。要するにその難の要旨をどう解釈するかによって、この図はどのようにでも変化する面白い物なのである。**図3**はどちらかと言えば前提となるもの同士を結んだものに近い。

　読者の中にはこれと違う解釈をお持ちの方もおられると思うので、その人なりの考え方でこのような図を作ってみることをお奨めする。

　次に読み始めるのをどこにするかという問題である。例えば三十難からでも良く、六十一難からでも良い。また八十一難から入っても良い。基本的にはどこから読み始めても差し支えないが、本書では八難から始めることにする。そうするのが一番分かりやすいと思われるからである。先天の気と後天の気を知った上で、臓腑説を見ていくのである。

　ここで述べたのはほんの一例であるから、その他の細かい点については各難の中で随時説明をしていくことにする。

解読のポイント

　これまでに述べたことで難経を読む為の下地は出来たと思うが、ここでその要点を簡単にまとめて、いよいよ各論に入っていくことにする。

　難経は前述の様な理由から、たとえ臨床経験があったとしても、素直に読んで理解することは到底無理である。これを正しく理解する為には読み方にいくつかの"工夫"が必要である。その工夫の幾つかをここで紹介し

ておくことにしよう。

【1】難経の構成は八十一片にきざまれた臨床像である。だから番号順に
　　　読むことは最も分かりにくい。分かる所から読み始めれば良い。

【2】内容の関連性を考えながら読んでいくと良い。図3は筆者なりに関
　　　係のある難同士をつないでまとめた物である。本書の内容もおおよ
　　　そこの考えに基づいて構成した物である。

【3】難経の文章は簡単にして明瞭である。従って省略してある文字が非
　　　常に多いので、読者自身が必要な文字を補足・挿入しながら読んだ
　　　方がわかり易い。本書では原文の間に筆者の考えによる文字を補足
　　　してある。

【4】各難には必ずその難の謎を解くキーワードが含まれている。まずそ
　　　れを見つけることが大切である。

【5】同じ言葉が見られる難同士を照合して読むのも面白い。例えば六難
　　　にある「陰盛陽虚・陽盛陰虚」は、同難には何の説明もないが、三
　　　十七難と五十八難に別の形で説明されているし、三十七難には三難
　　　の内容も説明されている。また井穴については六十三難と七十三難
　　　を必ず一緒に読まなければ理解出来ないようになっている。

【6】これは難経に限ったことではないが、古典の世界では内容を類推し
　　　て読むことが大切である。一を聞いて十を知り、十を聞いて百を知
　　　る、これが“推”である。十を聞いて五に分け、二に大別する、こ
　　　れが“類”である。

【7】行間を読むことが大切である。字の通りに解釈しては内容を正しく
　　　捉えていないことがある。だからその字や文が何を伝えようとして
　　　いるのか、それを考えながら読むことである。

　難経は“気”について書いた本である。見えない気を何とか分からせよ
うとしている。それも二千年以上も前の文章で！である。前に「難経を読
むことは謎解きだ」と述べたのはそういうことである。しかしどれだけ時
代を隔てても同じ人間の考えること、理解できないはずはない。だからこ

れを理解するには賢くなること、そしていろいろ考えをめぐらせることが
大切であり、著者の気持ちになることも必要である。

扁鵲とて決して特殊な人物ではない。私たちと同じ人間である。だから常
に論理的な考えを進めながら読めば、誰でも彼と同じ境地に到達できるは
ずなのである。

第2章　基礎理論

■本章で扱う内容は一見理論的で退屈そうに見えるが、これは決して単なる生理学などではない。読み方によっては思わぬことが隠されていることがある。特に短い文章ほどその傾向が強く、読み返す度に必ず新しい発見がある。難経とはそういう本である。あるいは読者の読み方で、筆者の知らない別な何かを見つけることができるかも知れない。

生命力

　難経には体力を意識させる書き方が随所に見られる。極端な言い方をすれば「所詮は体力がなければ治せない」と言っているようにさえ思える。けれどもそれは決して消極的な考え方などではなく「病気を治す本当の力は患者自身の持つ生命力以外にない」ということを二千数百年前のこの時代に、既に発見していたという意味で大変重要なことである。すなわち生命力の源は体内に有って、そのエネルギーを身体の隅々にまで伝える器官が三焦であると考えている。そこでまず生体の抵抗力の強さを考えるために“生命”をテーマとする難から見ていくことにする。

　相火の問題はまた別として、生命を直接に扱った難としては八難と四十三難がある。八難は先天の気について、また四十三難は後天の気について述べている。

八難

[原文]

八の難に曰く。寸口の脈平にして死する者は何の謂いぞや。

八難曰。　　　A
　　　　　　寸口脈平而死者何謂也。

しかるなり。諸十二経脈は皆生気の原にかかわる。

然。　　　　B（諸＝作用・活動）（係＝基づく）
　　　　　　諸十二経脈者皆係於生気之原。

いわゆる生気の原とは、十二経の根本を謂うなり。

所謂生気之原者、　C
　　　　　　謂十二経之根本也。

腎間の動気を謂うなり。これ五臓六腑のもと、

謂腎間動気也。　　D
　　　　　　此五臓六腑之本、

十二経脈の根、　呼吸の門、　三焦の原、

　　　（の活動の）
十二経脈之根、呼吸之門、三焦之原、

一つには守邪の神と名づく。ゆえに気は人の根本なり。

E　　　　　　　　　　　F　　　（生命の）
一名守邪之神。　　　　故気者人之根本也。

根絶えるときは茎葉枯る。寸口脈平にして死する者は

（例えば）　　（るが如し）
根絶則茎葉枯矣。　　　寸口脈平而死者

生気ひとり内に絶するがためなり。

G

生気独絶於内也。

《注釈》

A　寸口の脈平にして死する者は何の謂いぞや。＝「寸口の脈」は橈骨動
　　脈の拍動を言う。それに異常がないのに死ぬ者があるのはなぜか？と
　　言う問いである。「脈平にして」には「胃の気が虚していないのに」と
　　言う解釈と「脈状に死ぬほどの変化がないのに」と言う取り方の二通
　　りがある。

　㊐1　「胃の気が虚していないのに」と見る場合。
　　　胃の気、すなわち後天の気とは別の生命源が存在することを示唆して
　　　いる。

　㊐2　「脈状に大きな変化がないのに」と見る場合。
　　　一難には「寸口は以て死生吉凶の法を決す」と言っているから、形の
　　　上でこれを否定していることになる。また二十一難の内容とも文章的
　　　に矛盾している。あえてそうした理由については、解説の中で触れる
　　　ことにする。

B　諸十二経脈は皆生気の原にかかわる。＝
　㊐　「諸」は十二経の"作用"と同じ意味を持ち、かかわる（係）は"基
　　づく"と同じ意味である。また「皆」の字が入っているのは「奇経を
　　含めたすべての経は」という意味である。したがってこの部分は「ど
　　んな経脈でもその作用（活動）は生気の原に基づいている。」と言う意
　　味になる。

C　生気の原とは十二経の根本を謂うなり、腎間の動気を謂うなり。＝
　㊐　生気の原が本難のひとつのテーマである。十二経の根本はその係わ
　　り（存在）であり、腎間の動気はその証拠（臨床的事実）を上げたもの
　　である。

D　これ五臓六腑のもと、十二経脈の根、呼吸の門、三焦の原、＝

　　㊟　生気の原の実体を有形と無形、気と血両面の係わりから説明してい
　　　る。すなわち臓腑は有形、十二経脈は無形であり、呼吸は気、三焦は
　　　血の生成とそれぞれ係わっている。

E　一つには守邪の神と名づく。＝

　　㊟　守邪の神は「邪に侵されない所」と言う意味である。これに邪が入
　　　る時は死を意味する。

F　故に気は人の（生命の）根本なり。＝

　　㊟　これまでは生気の原と言いながら、ここに来て“気”の一字だけに
　　　したところに著者の意図をうかがい知ることができる。つまり生気の
　　　原についてはくどいほど説明をしてきたので、むしろここでは簡単な
　　　言葉を使った方が読者の注意を引くのに一層効果的だからである。

G　生気独り内に絶する（がため）なり。＝

　　㊟　人の体には目に見える形の他に、それを動かす力がある。その力の
　　　大本が生気の原であり、下腹部の奥にそれがあると考えられている。
　　　内とは命門、あるいは腎の間を言う。すなわち「内に絶す」とはその
　　　力が絶えることを言う。

【解説】

　本難は全体が三つの部分からなっている。最初の段落は原文の記号 A と
B、すなわち最初から「生気の原にかかわる」までであり、第二段目は「い
わゆる」から「守邪の神と名づく」まで（同 C〜E）。第三段目は「故に気は」
から最後まで（同 F・G）である。言うまでもなく第二段目が本難のテーマ
の説明であり、あとはその導入部と結びの文章である。

　まず本難には表現の上で問題がある。それは A の所で「寸口の脈平にし
て死する者は何の謂いぞや」と書き出している部分である。「寸口の脈平」
とは“平脈”すなわち「健康な人の脈と同じ脈状」という意味であるから
「脈に異常がないのに死ぬ者がある」という条件は取り方によっては脈診の

否定とも考えられる。しかしこれは決して寸口の脈を否定している訳ではなく、テーマである生気の原をより強調しながら、なおかつ脈診を肯定しているのである。つまり「脈診も大事ではあるけれども、もっと大事なものがある」と言う意味の書き出しである。この後で「十二経の根（本）」という表現を二度も使っていることからそれが分かるのである。同じ表現を繰り返すことで、きちんと寸口の重要性を言い直している。否定の形で肯定をするという表現は「たばこは何度でもやめられる」というのと同じである。

次に「諸十二経脈は皆生気の原に係わる」と言ってテーマに結びつけている。諸十二経脈とは「十二経の活動エネルギーは」という意味である。それらはすべて元になる生命の力があって、それに基づいているのである。その生命の力こそ生気の原であり、守邪の神と呼ぶにふさわしいものである。その力とは臓腑や経脈の働きを生み出す元であり、それによって気（呼吸）や血（三焦）も作り出している。現在はこの力を“先天の気”と呼んでいるのである。

そして結びの文章にもまた問題がある。「故に気は人の根本なり」と言っているところである。ここまで「生気の原」を詳しく説明しているにもかかわらず、その言葉を使わずに“気”と言っているのは、意表をつく表現で再び生気の原を強調するねらいがあり、またその生命源から絶えず送り出される「力」こそ生命活動の元だということである。その力が途絶えた時、根の切れた草が枯れるように人も死ぬのである。

そして「故に」の後（Fの所）の「気」に字を付け加えるとすれば、「生気・正気・先天の気」といずれの言葉を使っても文章的には成り立つ。けれどもここはあえて「故に気は」と原文通りに読んだ方が著者の意に沿うところであろうと思われる。

最後に「それ故に寸口の脈に異状がなくても死ぬのは、その大本の生命力が尽きるからである」と結んでいる。

本難はテーマである“生気の原”ばかりが印象的だが、よく読んでみる

とここで扁鵲は同時に二つのことを言おうとしていることが分かる。勿論そのうちの一つは守邪の神と名づけた先天の気についてである。Ｃの解釈の所で生気の原を「ひとつのテーマ」と言ったのはそのためである。しかしこのテーマだけでは現在の「突然死」に相当することになるので、あまり臨床的に意味があるとは思えない。むしろ臨床的にはもう一つの隠れたテーマの方がはるかに重要である。

　それは結びの文章の中に述べられている。すなわち「寸口の脈平にして死する者は、生気独り内に絶するなり」という一節である。言わばここがキーワードである。

　著者はここで「寸口の脈では生気の原（先天の気）の虚実を見ることはできない」と言っている。言い換えれば脈診の役割（目的）をここで述べているのである。もしもここに「生気絶するが故なり」と書かれているとしたら、一つのテーマ以上の何もないことになる。けれども「独り内に絶す」という表現法をとることによって、生気には二つの要素があることを示唆している。すなわち生気の原（内）と、それとは別のもうひとつの生気（外）があると言っているのである。そのどちらが欠けても生きていくことはできない。特にその大本は大切で「その強さは目に見えないこともある」と言っているのである。

　寸口の脈で見ることができるのはもう一つの生気、すなわち後天の気である。この脈診の役割こそ本難の二つ目のテーマである。この内容を脈診の中に入れて八難としたのも、また寸口の脈を否定する形で肯定しようとしたのもそのためである。いわば八難の読み方は行間を読む典型なのである。

　後天の気については四十三難に書かれているので、次はそれを見ていくことにする。

四十三難

[原文]

四十三の難に曰く。人、食飲せざること七日にして死す者は何ぞや。

四十三難曰。　　 人不食飲七日而死者何也。

　　　　　　　　　A

然るなり。人の胃の中は常に穀をとどめること二斗、水一斗五升有り。

　　　　 B　の容積　　　 及び（をとどめること）
然。　　 人胃中常有留穀二斗、水一斗五升。

故に平人は日に再びかやわに至りて、一行に二升半、日中五升、

C
故平人日再至圊、　　　　　 一行二升半、日中五升、。

七日で五七三斗五升、　しこうして水穀尽きる。　故に平人は

　　　　　　　　　　　　　　　　　　　　 D
七日五七三斗五升、而水穀尽矣。　　　 故平人

食飲せざること七日にして死す者は、　水穀津液俱に尽きてすなわち死す。

　　　　　　　　　　　　　　　　　　 E
不食飲七日而死者、　　　　 水穀津液俱尽即死矣。

《注釈》

A　人は食飲せざること七日にして死す。＝ここは「人は」と言っているだけで病人とも平人とも言っていない。結びの文章（D）では「平人」と言っている違いに注意すべきである。

B　人の胃中は常に穀をとどめること二斗、水一斗五升あり。＝これは胃の中の容積について述べたところである。『霊枢・平人絶穀篇』によれば、ここで言う「胃」は腸を含めた消化管全体の容量を指すことにな

っている。穀をとどめること二斗、水一斗五升とは現在の単位に比べ
てあまりにも多いが、ここで言う二斗は今の三十六リッターではなく、
一口に含める食物の量を五合として計算した単位である。

　『平人絶穀篇』によれば「胃満つる時は腸空虚にして、腸満つる時は
胃空虚なり」と書かれている。つまり健康体であれば、胃と腸が同時
に充満することはないということである。両方が共に充満することを
"腹満"と言う。

C　ここは論理的な割り算であって、臨床的に大きな意味はない。ただ消
　　化管の容量を一日の排泄量で割っただけである。ここでは一日の便通
　　を「再び圊に至る」つまり二行として計算しているが、排泄は陰の現
　　象であるために陰数二を使っただけである。実際の健康人の便通は一
　　日一行が普通である。食事の回数は勿論陽の数三である。

D　平人食飲せざること七日にして死す。＝問いの文章と違いここでは
　　"平人"と言っている。この平人には次のような二つの意味がある。

　　解 1　精神病などでは七日間絶食しても生命に別条がない場合もあり得
　　　る。だからこれには「そのような異状のない一般人は」と言う意味が
　　　ある。

　　解 2　本難ではEの〈水穀津液倶に尽きる時〉の死の形について説明し
　　　ている。だから水穀が尽きなくても死ぬ場合の原因に対して、それに
　　　は「異状がない人」と言う意味が込められている。つまりこの平人は
　　　八難の「寸口の脈平」と対をなすものである。言い換えれば「先天の
　　　気に異状がない人」と言う意味である。

E　水穀津液倶に尽きてすなわち死す。＝水穀は固形分を含む食物全般
　　を指す。津液は「しんえき」と読み、体内のすべての液体を指している。
　　すべての栄養分が身体の中から抜けて、生命を維持していくことがで
　　きなくなった状態のことである。これは八難に言う「寸口の脈平にし
　　て生気独り内に絶す。」という形の"死"に対して、もう一つの"死"
　　の形があることを述べたものである。すなわち八難の言葉で言うなら

ば「水穀津液俱に尽きて生気独り外に絶す。」と言う形である。

【解説】

　本難では「人が七日間絶食をすると死ぬのはなぜか」ということを問題にしている。絶食と断食とは別である。断食は固形分を摂らないだけで水を飲むことは許されるが、絶食は固形分ばかりでなく水も飲まないことである。したがってここで言う「食飲せざること」は絶食を意味する。

　七日間絶食すると死亡する理由として、消化管の容積を説明している。そこまでは良いが、それを一日の排泄量で割るという論法は少々幼稚な感じがしないでもない。けれども本難の目的は臓腑説のまとめとして後天の気の概念を説明することであり、その一部として消化管の容積を述べているだけである。したがってこの割り算は一種の比喩〈例え〉であって、論理のすり替えとは言えないのである。あくまでも本難の主旨はＤとＥの部分にある。つまり「平人食飲せざること七日にして死す者は、水穀津液俱に尽きてすなわち死すなり」である。これは現代風に言うと「七日間食べないと死ぬのは栄養分がすべて尽きるからである」ということになるが、難経の内容は常に臨床的事実に基づいている。だから論理過程をあまり問題にする必要はない。ここで著者が言いたいことは「七日間絶食すると誰でも死ぬ」と言う訳ではなく「食事はおろか水も咽を通らなくなった病人は、せいぜい七日しかもたない。」と言う臨床的な事実である。この事実をもとに後天の気と生命の関係を説くのが本難の目的であり、その結論が「水穀津液俱に尽きて死す」だった訳である。

　しかしこれは自然死の場合であって、現代の医療では生命管理が徹底している為に、この常識は通用しなくなっている。見方を変えれば現代医学が点滴によって、水穀や津液を補充する"術"を確立したため、と言うこともできるのである。

〈参考資料〉　八難　　　『霊枢』「榮衛生会篇第十八」
　　　　　　　四十三難　　　〃　　「平人絶穀篇第三十二」
　　　　　　　　　　　　　　 〃　　「五味篇第五十六」

三　焦

　今度は生命力の伝達システムである三焦について考えてみよう。ここか
らしばらくは東洋医学の生理学ともいうべき臓腑説について述べるが、そ
の中でも三焦論は東洋医学の価値を決定する極めて重要な理論である。

　先天の気と後天の気が生命力の源であるとすれば、そのエネルギーを全
身に伝えるのが三焦の役目である。三焦は作用が有って形のないものとさ
れているために、古来から多くの議論を生んできた。しかしこれを否定す
る立場に立っては東洋医学の理論全体が成り立たなくなるばかりでなく、
すべての根拠を失うことになる。それは三焦が臨床的に必ず認められる生
命力の具体的な“姿”だからである。難経全体が気の理論で一貫している
ものであり、三焦をどのように理解し、どのように応用したらよいのか、
それを考えながら読むのが難経の読み方であると言っても過言ではない。

　三焦を含む相火の問題は難経の随所に見られるが、その中でも特に重要
なのが三十一難と三十八難である。三焦論そのものが臓腑説の総論的な意
味合いを持っているものではあるが、その中でも三十八難は臓腑説の総論
であると同時に、三焦の総論も兼ねるところである。また三十一難は三焦
の各論と言ってよい。したがってここは番号が逆になるが、まず三十八難
から見ていくことにする。

三十八難

［原文］

三十八の難に曰く。臓に唯五つあり。腑独り六つ有る者は

A
三十八難曰。　　臓唯有五。　　　腑独有六者

何ぞや。然るなり。腑に六つ有るゆえんの者は三焦を謂うなり。

B　　　　　　（五腑と）
何也。　然。　　所以腑有六者謂三焦也。

原気の別有り。諸気を主持す。名有りてしこうして形無し。

C　　　　　D　　　　　　E
有原気之別。　主持諸気。　有名而無形。

その経手の少陰に属す。これ外腑なり。ゆえに腑に六つ有りと言う。

F　　　　　　　　G
其経属手少陽。　　此外腑也。　故言腑有六焉。

《注釈》

A　腑独り六つ有る者＝ここの「独り」は「臓にはないのに腑だけが」の
　　意味である。

B　三焦を謂う＝原文中のこの三文字が本難の主語である。そのためにこ
　　のような簡略な文体になっているのであるが、ここは補足の一例のよ
　　うに、「五臓と三焦」あるいは「三焦を加えて謂うなり」とするのが分
　　かりやすい。

C　「原気の別有り」、D「諸気を主持す」＝「原気の別」は三焦の本体で
　　あり「諸気を主持す」は三焦の働きである。本体は形であり働きは作
　　用である。このように形と作用を合わせて表現することを「体用二元法」
　　といい、難経ではよく使われる論法である。

【解説】

　本難は三焦の存在意義を説いたところである。三焦は東洋医学独特の考え方であり、生命活動の理念である。本書はテーマに従って進めているのでこのような順序になったが、最も分かりやすい読み方をするなら 8 → 38 → 31 と読んでいくのが内容的に自然である。

　本難は非常に文章が簡潔で無駄がないので整理しやすい。すなわちその構成は次のようになっている。

> A　臓に唯五つ有り。腑ひとり六つ有る者は何ぞや。＝ 導入部
> B　三焦を謂うなり。＝ 主語
> C　原気の別有り。＝ 本体
> D　諸気を主持す。＝ 作用
> E　名有りてしこうして形無し。＝ 特徴
> F　その経手の少陽に属す。＝ 経の配分
> G　これ外腑なり。＝ 定義
> 　　ゆえに腑に六つ有りという。＝ 結び

　このうち問いの文章の「唯」と「独」は対を成している。ここの「独」の字は主語を導き出す役割を持っている。そして「三焦を謂う」とは「これから三焦について説明をしますよ。」と言うほどの意味である。

　また、「原気の別」は八難に言う「生気の原」の放出エネルギーであり、その力に支えられている働きを言ったものである。

「諸気を主持す。」とは「宗気、榮気、衛気、後天の気などを主っているものであり、体内のすべての働きの元である。」と言う意味になる。

E　「名有りてしこうして形なし。」とは生命の尊厳、あるいはそれへの崇拝の意味を込めて言ったものである。 F　三焦は経では手の少陽に当てられ、多気少血とされている。

G　「これ外腑なり。」は難経特有の言い方で。『霊枢』では「孤の腑」と言

い、『千金要法』では「中正の官」と言っている。また『素問・霊欄秘典論』では「決瀆の官」とも言っている。呼び方こそ違うが、いずれも同じ三焦を指している。

以上のように本難は極めて合理的な構成になっていることが分かる。

次はこの働きを具体的に記した三十一難を見てみよう。

三十一難

［原文］

三十一の難に曰く。三焦はいずれにうけ、いずれに生じ、

三十一難曰。　　　三焦者何稟何生
　　　　　　　　　A

いずれに始まりいずれに終る。その始まり常にいずれのもとにありや。

何始何終。　　　　其始常在何許。
B　　　　　　　　C　　　　（所）

もって明らかにすべきやいなや。然るなり。三焦は水穀の道路、

可暁以不。　　　　　　　然。　　　三焦者水穀之道路、
注　　　　　　　　　　　　　　　D

気の終始する所なり。上焦は心下、下隔にあり。

気之所終始也。　　上焦者在心下下隔。
　　　　　　　　　E

胃の上口にあり。入れて出ださざるをつかさどる。その治は膻中にあり。

在胃上口。　　主内不出。　　　　　其治有膻中。
（より上に）　（納めて）

37

玉堂の下一寸六分、じき両乳の間、くぼかなるものこれなり。

玉堂下一寸六分、直両乳間、　陥者是。

中焦は胃の中脘にあり。上さず下さず、水穀を腐熟するをつかさどる。
F
中焦者在胃中脘。　不上不下、　主腐熟水穀。

その治は臍の傍らにあり。下焦はまさに膀胱の上口に当たる。
G
其治在臍傍。　下焦当膀胱上口。

清濁を分別するをつささどる。出だして入れざるをつかさどり、もって伝導するなり。

主分別清濁。　主出而不内、　以伝導也。

その治は臍の下一寸にあり。故に名ずけて三焦といわく。その府は気街にあり。
H
其治在臍下一寸。　故名曰三焦。　其府在気街。

> 注：可暁以不。＝「以て」が間に入っているのは省略があることを意味している。本来ここは「以可暁不可暁」（以て明らかにすべきやすべからざるや）と書くべき所だが、重複する文字を省略してこの並び方になったものである。

【解説】

　前にも述べたように本難は三焦の各論である。一見なんでもない生理学のように見えるが、重要なことはすべて隠されているのが本難の特長である。
　本難をよく読んでみると、三焦について同時に三つのことを言おうとしていることが分かる。すなわち問いの文章を見ると、記号 A、B、C の部分で次のようなことを言おうとしているのである。

A 「三焦はいずれにうけ、いずれに生ず」＝これは三焦の形体について聞いているのだが、その尊厳・偉大さを表現するためにここでは「何れに稟け」と言う言葉を使っている。稟は「授かる」とか「与えられる」といった意味である。

B 「いずれに始まりいずれに終わる」＝ものごとの終始はその働きを意味する。つまりここでは三焦の生理作用について聞こうとしている訳である。

C 「その始まり常にいずれのもとにありや」＝ここは三焦の病変についてきこうとしている。従ってここに文字を補うとすれば、「その病の始まりは常にいずれのもとにありや。」となる。「許」と言う字を使ったのは物理的な場所ではなく、原因や条件を示すからである。

　つまりAは体、Bは用を意味している。これは三十八難で述べた「体用二元法」の表現と同じなのである。言い換えれば三焦の形と働きを明らかにすることによってその病変を探り、治療法の示唆を与えようとするのが本難の目的である。体は固定しているもの、変わらないもの、すなわち形を意味し、用は形のないもの、変化するもの、すなわち作用・機能を意味している。けれども三焦は名あって形のないもの、ここで言う体は上焦・中焦・下焦それぞれの存在位置を明らかにしようとしているだけである。
　また注の部分の四文字は非常に難解な聞き方だが、「可暁以不」とは「そんなところまで分かるものであろうか、それとも分からないのであろうか？」という意味の、まことに誇張した表現である。三焦は生命と直結したものであり、表向きはその作用の偉大さを表現しているのである。

D 「三焦は水穀の道路、気の終始する所なり」＝この部分は三焦の総体的な特長を述べたところである。「水穀の道路」は三焦の体、「気の終始する所」は用である。

　以下、上・中・下の三焦について良く整理されているのでまとめてみると、次のようになっている。

E　上焦は心下、下隔にあり。胃の上口にあり。　　　　　　　　→体
　　入れて出ださざるをつかさどる。　　　　　　　　　　　　→用
　　その治は膻中………くぼかなるものこれなり。　　　　　　→治療法
F　中焦は胃の中脘にあり。　　　　　　　　　　　　　　　　　→体
　　上さず下さず、水穀を腐熟することをつかさどる。　　　　→用
　　なお「不上不下」を「上ならず下ならず」と読めば　　　　→体
　　　　　　　　　　　　　　　　　　　　　　　　　　　　と考えられる。
　　その治は臍の傍らにあり。　　　　　　　　　　　　　　　→治療法
G　下焦はまさに膀胱の上口に当たる。　　　　　　　　　　　→体
　　清濁を分別する………もって伝導するなり　　　　　　　→用
　　その治は臍の下一寸にあり。　　　　　　　　　　　　　　→治療法

H　そして本難では結びに二つの文章を使うという特殊な形態をとっている。仮に生理学的な内容だけであるとすれば「故に名づけて三焦といわく。」で終わるはずである。ところが本難の最後は「その府は気街にあり。」となっている。実はこの言葉が本難の真意を解くキーワードになっているのである。
　　府とは「集まるところ」と言う意味であり、気街も「気の集まるところ」と言う意味である。具体的に言うと「府」は「治める所」すなわち治療点のことであり「気街」は「反応の出ている所」を意味している。
　　つまり三十一難の締めくくりは治療法の要点になっていた訳である。
　他のすべての難がそうであるように、問いの文章と結びの文章は必ず内容が一貫していなければならない。従って本難もこの最後の一節を見れば「その始まり常にいずれの所にありや」という問いの一節が三焦の病変を聞いているところであり、注の四文字、すなわち「可暁以不」はその治療法

について聞いていたということになる。

　本難には「病」という字が一字も使われていないので一見生理学的に見えるのだが、こうして見てみると、少ない文章の中に非常に多くの内容が隠されていることが分かる。体用二元法という表現を用いると、体から用を導き用から作用を知って、作用から病変を導くという広がりができるのである。

　ではどのようなことが隠されているのであろうか。それを見てみると、まずＤの部分、すなわち「水穀の道路」と「気の終始する所」とは一見矛盾しているように見えるが、水穀の道路はあらゆる代謝過程に関わる臓器の総称であり、「気の終始」はそれらの代謝を主るエネルギーを指しているのである。現代医学的な言葉で言うと、細胞膜の浸透圧やガス交換、それに吸収や濾過など、あらゆる界面現象が三焦の作用ということになる。

　次に上焦の機能だが、「入れてい出さず」とは食物や酸素の摂取ばかりでなく、匂いや光、それに声音を感じ取ることも含まれている。また中焦の機能は「上さず下さず、水穀を腐熟する」となっているが、これは消化機能全般を指していることになる。腐熟とは「形をとどめないほど」あるいは「液体のような形体」にまで消化することである。

　下焦の機能としては「清濁を分別し、出だして入れざるを主る」となっているが、「出す」は排泄のことである。だから「清濁を分ける」は水分と固形分、すなわち大小便を分けることであって、役に立つものと立たないものを分けるという意味ではない。役に立つか否かで分けるのは中焦の作用である。

　このように三焦は生体内における水穀の物理的な通り道となっているばかりでなく、ここの「以って伝道す」には自然界の物質（栄養素）や諸現象（気）と生命力を結ぶパイプのような役割を果たしているという意味もある。つまり自然界のすべてのエネルギーを生命体のエネルギーに変えるのが三焦の働きなのである。しかしこれだけなら当たり前の生理学に過ぎない。実は同じ文章の中に病証の表現も含まれているのである。

　まず「主内不出」は「いりていでざるをつかさどる」と読めば、上焦の邪の入り方にもなる。『素問・繆刺論』に「夫れ邪の客たるや必ずまず皮毛に舎る」とあるように、風や熱の邪に侵されるとそれが皮膚にとどまって汗が出なくなり、悪風、発熱、鼻塞など、いろいろな症状を起こすことになる。皮毛は部位にかかわらずどこでも上焦の主りである。また「不上不下」は「上らず下らず」と読めば、文字どおり腹部膨満や胃部の停滞感など、消化不良の症状と見ることができるのである。

　同じように「主出而不内」も、下焦の症状として見れば下痢や遺尿・失禁は勿論、不内という表現は、鼠径ヘルニアや痔などの緩む症状と見ても間違いではない。特に尿量の異常は三焦の重要な症状の一つである。

　このような読み方をすれば「その治○○に在り」という文章も生きてくるし、「名有りて形なし」と言いながらも存在位置を述べていることに意味が出てくる。すなわち存在位置がそのまま治療位置につながっていくことになるのである。むしろ扁鵲はこのことを主に書こうとしたのではないかとさえ思える。そう考えれば「気之所終始也」という一節もおのずと真意が理解できる。つまり病気の始まりは奏理（皮膚呼吸）が閉じる事であり、その終りは身体の締まりがなくなることである。だからそれぞれの段階で病気と三焦の存在が密接に関わっているのである。なお三焦の病変は四難・十八難にも述べられている。

　説明が大変煩雑になったので、最後に三焦の機能をまとめておくことにする。

　　(1) 皮膚・分肉の間を温める

　　(2) 五穀の味を識別する

　　(3) 水穀の精微を化して血となし、全身を養う。

　　(4) 決瀆・行水（水分代謝）。

　これらの作用が変化して「気・血・水」の病証を起こすのである。このうち水の症状は特に重要で、『霊枢』根結篇（5）にも「三焦が実すると尿閉となり、虚すると尿量が多くなる」という意味のことが書かれている。

　最後に「決瀆・行水」は直接には溝を掘って水利事業を行うことを意味するが、ここでは体内の水分代謝を指している。この場合の治療法は委陽穴の補瀉によって行うことができる。すなわち「尿閉には委陽穴の瀉法を行い、多尿には補法を行え」というのが『霊枢・根結篇』の考え方である。

　　　〈参考資料〉　『霊枢』本輸篇（2）　　　　　根結篇（5）
　　　　　　　　　　　　　榮気篇（16）　　　　　榮衛生会篇（18）
　　　　　　　　　　　　　決気篇（30）　　　　　脹論篇（35）
　　　　　　　　　　　　　五癃津液別論（36）　廱疽篇（81）
　　　　　　　　　『素問』五臓別論（11）　　　　霊欄秘典論（8）
　　　　　　　　　　　　　調経論（62）
　　　　　　　　　『和漢三才図絵』（寺島良安）
　　　　　　　　　なお病証は『千金要方』に詳しい。

臓　腑

　ここからはいよいよ各臓腑の記述について見ていくことにする。一見つまらなそうに見えるが、どれを読んでも難経独特の深みのある内容を含んでいるものが少なくない。

　臓腑についての記述の中で総論的な内容を持っているところとしては三十四難・三十七難それに四十二難などがある。その中でも特に多くの難と関りを持っているのが四十二難である。ここは臓腑説の基礎として大変重要なところなので、本節はまず四十二難から入ることにする。

四十二難

［原文］

四十二の難に曰く。人の腸胃の長短、水穀を受くるの多少、

四十二難曰。　　人腸胃長短、　受水穀多少、

各いかに。しかるなり。胃の大一尺五寸、径五寸、
<small>おのおの　　　　　　　　Aめぐり　　　　わたり</small>
各幾何。　然。　　　胃大一尺五寸、径五寸

長さ二尺六寸、横に屈して水穀を受くること三斗五升

長二尺六寸、横屈受水穀三斗五升、

その中常に穀二斗、水一斗五升をとどむ。

其中常留穀二斗、水一斗五升。

小腸は大二寸半、径八分分の少半、
<small>めぐり　　　　イ　ぶんの</small>
小腸大二寸半、径八分分之少半、

長さ三丈二尺、穀を受くること二斗四升、

長三丈二尺、受穀二斗四升、

水六升三合合の大半。　　回腸は大四寸、
<small>ロ　　　　　　　　　　めぐり</small>
水六升三合合之大半。回腸大四寸、

径一寸半、　長さ二丈一尺、穀を受くること一斗、

わたり
径一寸半、長二丈一尺、受穀一斗、

水七升半を受く。広腸は大八寸、径二寸半、

めぐり　　　わたり
水七升半。　　広腸大八寸、径二寸半、

長さ二尺八寸、穀を受くること九升三合と八分合の一。

ハ　　　　八ぶんごうの
長二尺八寸、受穀九升三合八分合之一。

故に腸胃はおよそ五丈八尺四寸、合して水穀を受くること

ゆえに　B
故腸胃凡長五丈八尺四寸、　合受水穀

八斗七升六合と八分合の一。

ニ
八斗七升六合八分合之一。

これ腸胃の長短、水穀を受くるの数なり。

是腸胃長短、　受水穀数也。

肝は重さ二斤四両、左三葉右四葉およそ七葉、

注1
肝重二斤四両、　左三葉右四葉凡七葉、

魂を蔵するを主る。心の重さは十二両、中に七孔三毛有り。

つかさどる　　　　　　　　　C
主蔵魂。　　　心重十二両、　中有七孔三毛。

精汁を盛ること三合、神を蔵するを主る。脾の重さは二斤三両、

D

盛精汁三合、　　　主蔵神。　　　　脾重二斤三両、

扁広三寸、　長さ五寸、散膏半斤有り。

E

扁広三寸、長五寸、有散膏半斤。

血を包み五臓を温め、意を蔵するを主る。肺の重さは三斤三両、

F

主裏血温五臓、　　主蔵意。　　　　肺重三斤三両、

六葉両耳およそ八葉。魄を蔵するを主る。

注2

六葉両耳凡八葉、　主蔵魄。

腎に両枚有り、重さ一斤一両、志を蔵するを主る。

腎有両枚、　　重一斤一両、主蔵志。

胆は肝の短葉の間にあり。重さ三両三銖、精汁を盛ること三合。

D

胆在肝之短葉間。　　　重三両三銖、盛精汁三合。

胃は重さ二斤二両、紆曲屈伸して長さは二尺六寸、

G

胃重二斤二両、　紆曲屈伸、長二尺六寸、

大一尺五寸、　径五寸、　穀を盛ること二斗、水一斗五升を盛る。

めぐり　　　　　わたり

大一尺五寸、径五寸、盛穀二斗水一斗五升。

46

小腸は重さ二斤十四両、長さ三丈二尺、広さ二寸半、

小腸重二斤十四両、　長三丈二尺、　広二寸半、

径八分、分の少半。左回りに畳積して十六曲、

ホ
径八分分之少半。左回畳積十六曲、

穀を盛ること二斗四升、水六升三合、合の大半を盛る。

へ
盛穀二斗四升、　　　水六升三合合之大半。

大腸の重さ二斤十二両、長さ二丈一尺、広さ四寸、

大腸重二斤十二両、　長二丈一尺、　広四寸、

径一寸、　まさに臍の右に当たるべし。廻り十六曲、穀を盛ること一斗、

わたり
径一寸、当臍右。　　　　　　　廻十六曲、　盛穀一斗、

水七升半を盛る。

水七升半。

膀胱は重さ九両二銖、縦の広さ九寸、溺を盛ること九升九合。

H
膀胱重九両二銖、　縦広九寸、　　盛溺九升九合。

口の広さは二寸半、唇から歯に至る長さ九分、

口広二寸半、　　唇至歯長九分、

歯以後会厭に至る深さ三寸半、大きさ五合を入れる。

　I　　　　　　　　　　　　　　　　J

歯以後至会厭深三寸半、　大容五合。

舌の重さは十両、長さ七寸、広さ二寸半。

舌重十両、　　長七寸、　広二寸半。

咽門の重さ十二両、広さ二寸半、胃に至る長さ一尺六寸。

　K

咽門重十二両、　広二寸半、胃至長一尺六寸。

喉龍は重さ十二両、広さ二寸、長さ一尺二寸。九節（在り）。

　　　　　　　　L　　　　　　　　　　　（在り）

喉龍重十二両、　広二寸長一尺二寸。　　九節。

肛門は重さ十二両、大八寸、径二寸（と）大半、

　　　　　　　　　めぐり　　　　わたり

肛門重十二両、　大八寸、径二寸大半、

長さ二尺八寸。穀を受くること九升三合と八分合の一。

　　　　　　　　　ト

長二尺八寸。受穀九升三合八分合之一。

　　注１：およそ七葉＝七は少陽の数である。肝は陰中の陽の臓器に属するので
　　　　　少陽の数を使うのである。
　　注２：およそ八葉＝八は陰の数で最大の数であり、少陰の数とする。肺は陽
　　　　　中の陰の臓器であるために少陰の数を使うのである。

　本難を正しく理解するために、まずここに出てくるいくつかの言葉と数字について注釈を加えておく必要がある。

A 「胃の大一尺五寸、径五寸」

　この大の字は「めぐり」と読み、円筒状の物の内周を意味している。また径は「わたり」と読み、内空の直径を意味する。これらの数字はこの後の容積を導くための前提であって、いずれも外形の寸法ではない。

B 「凡そ長さ五丈……」

　凡の字は「およそ」と読み、「合計すると」の意味である。

C 「中に七孔三毛有り」

　おそらく動物の解剖などを通して、ヒトの心臓の形態を推測したのではないかと思われる。七孔は血管の出入りする穴をどこまで数えるかにもよるが、現在では左右の肺静脈だけでも四か所、上下の大静脈で二か所、更に大動脈と肺動脈を加えれば大きな穴だけでも八孔となる。また三毛は現代の二尖弁や三尖弁に相当するものと考えられるが定かではない。広岡蘇仙は「智者ほど穴が大きく毛が長い」と述べている。

D 「精汁を盛ること三合」

　精汁は体液を意味する。胃や腸の内容物が濁っているのに対して、体液は目的をもって作られた液体であるために精汁と呼ばれる。胆の所でも全く同じ表現が使われているが、これは臨床的に心と胆が密接な関係を持っているからである。たとえば、胆石の手術後に、狭心症のような症状が見られる例があることはよく知られている。また、経絡的にも心経と胆経は互いに大きな影響力を持っている。

E 「散膏半斤有り。」＝散膏とは脂肪の塊りの様な物である。

F 「血を包み五臓を温め、意を蔵するを主る。」

　元来ここは二つの文章であるが、本書では分かりやすいようにひとつの文章として扱った。血液を貯蔵して全身の血液量を調節し、五臓のバランスをとるのは脾の働きであることをここでは明言している。

G 「紆曲屈伸して」

　紆は「迂」と同じで、幾重にも折れ曲がったり伸びたりしている様を言っている。現在の胃とは似ても似つかない形である。

H　「溺」＝「いばり」と読み、尿の意味である。

I　「会厭」＝「かいえん」と読む。気管と食道の接合部を言う。

J　「大きさ」＝Aの大（めぐり）の字とは違い、ここは「容積」の意味である。

K　「咽門」＝咽頭の入口のこと。

L　「喉龍」＝「九節」とあるところから、現在の喉頭のことであろうと思われる。

　「在」の字は筆者の挿入である。

　次に本難で使われている数字のうち、特殊な言い方について述べておく。まず「少半」はおよそ四分の一ぐらい、「大半」は大よそ四分の三ぐらい、「八分合の一」は一合の八分の一を意味する表現である。従って記号を付けた部分は次のようになる。

イ　径八分分の少半＝「わたり八ぶ、ぶの少半」と読み、約「八分二厘五毛」となる。

ロ　六升三合合の大半（へも同じ）＝約六升三合七勺五厘ということになる。

ハ　九升三合八分合の一＝およそ「九升と三、一二五合」となる。

ニ　八斗七升六合八分合の一＝「八斗七升と六、一二五合」となる。

ホ　八分分の少半＝八と四分の一分、つまり八分二厘五毛となる。

ト　九升三合八分合の一＝九升と三、一二五合、となる。（ハと同じ）

【解説】

　本難はいわば東洋医学の解剖学と生理学に当たるところである。

　この内容はあくまでも論理的なこじつけであって、ここに出ている数字そのものが臨床的に重要であるとは思えない。しかし合理的で無駄のない内容は、どこかで必ず臨床とつながるはずである。面倒でも一読しておくことは必要である。またここに使われている単位も今のそれとはかなり違

っているので、額面通りの取り方はできない。

　まず長さについては『霊枢・骨度篇』に準じて考えれば良い。身長を七尺五寸、口の幅を二寸五分として比較した数字であり、胃や腸の内容物は両手に掬える量を一升とし、片手で掬える量を五合として比較した数字である。なお五合は一口にほおばることのできる量でもある。

　重さについては正確なことは分からないが、参考のためにここに使われている単位を現在のメートル法に直してみたのが表2である。だが実際にはこの表のようなメートル法の数字には全く意味がない。

　前半の内容は『霊枢』の「腸胃篇・第三十一」の文章とほとんど同じである。続いて五臓の説明があり、もう一度胃・小腸についての記述が重複して述べられている。なぜそうする必要があったのか、その理由は不明である。また問いの文章では胃腸についてのみ聞いているのに、五臓についても答えている。これらの不統一はあくまでも著者がこれを基礎知識としてまとめようとした結果ではないかと考えられる。

一斤	5銭5分	一斗	10升
一斤	約20.8g	一升	10合
一分	約0.3g	一合	10勺
一銖	約0.05g	一丈	10尺
一両	約1.3g	一尺	10寸

表2

　本難は内容量が非常に豊富なので、要点をかいつまんで述べておくことにする。

　　○　“陽気”の強い腑は流れがあるので細く長い形になり、“陰気”の強い腑は流れがないので広く短い形となる。これは川と池の形に例えられる。

○　五臓の質量は重い方から肺・肝・脾・腎・心の順になっている。これは金・木・土・水・火の五行の質量を比較した結果である。形ある物で最も重いものは金であり、次は木、そして土は崩れ易く水は形になりにくい、また火は最も軽く形になりにくい物と言う順である。

○　肝は七葉、肺は八葉となっている。これは肝が陰中の陽の臓であるために少陽の数七を使い、肺は陽中の陰の臓であるために少陰の数八を使っているからである。

○　小腸が十六曲しているのは経脈の全長十六丈になぞらえたものである。

○　広腸は穀のみを受けることになっている。水分は蘭門から膀胱の方に入ってしまうからである。

○　膀胱の横の幅が書かれていないのは、たまる尿の量によって変動するからである。

　以上、本難の要点をまとめてみたが、この難に限ってはキーワードも無ければ結びの言葉も無い。それだけ理論的で深みに欠ける内容と言えなくもない。

　四十二難からは同じ総論と言う意味で三十七難に進むこともできるが、ここは五臓の知識を一通りすませてしまうため、四十四難に進むことにする。

　五臓の知識としては三十六難・三十九難が腎について、四十一難は肝について、また四十三難と四十四難は中焦について、三十二難と三十五難は心と肺について、三十三難は肺と肝についてそれぞれ書かれている。そのうち四十三難は既に終わっているので、次はその続きである四十四難に移ることにする。

四十四難

[原文]

四十四の難に曰く。七衝門あるは何ぞや。然るなり。

四十四難曰。　　七衝門何在。　　　然。

唇を飛門と為す。歯を戸門と為す。会厭を吸門と為す。
A　　　　　　　B　　　　　　　C
唇為飛門。　　歯為戸門。　　会厭為吸門。

胃を賁門と為す。大倉の下口を幽門と為す。
D　　　　　　　E
胃為賁門。　　大倉下口為幽門。

大腸と小腸の会を闌門と為す。下極を魄門と為す。
F　　　　　　　　　　　　G
大腸小腸会為闌門。　　下極為魄門。

故に七衝門と言うなり。

故曰七衝門也。

《注釈》

A　唇を飛門と為す。＝唇は鳥の羽のはばたきのようにひらひらと動くので、飛門と言う。

B　歯を戸門と為す。＝歯は大変硬い物であるから、その動きを戸の開け閉めになぞらえて戸門と言う。

C　会厭を吸門と為す。＝会厭は咽頭のことで、ここは「翕_{きゅう}」と同じ音の「吸」の字を使っている。どちらも「納める」の意味がある。

53

D　胃を賁門と為す。＝賁は「勢いが良い」と言う意味である。胃は「胃
　　の気」の元になる所であるところから、勢いが良いと言う意味の字を
　　使っている。

E　大倉の下口を幽門と為す。＝大倉は水穀を納める所であることから、
　　これを米蔵になぞらえている。幽は「暗い」とか「神秘的な」と言う
　　意味である。

F　大腸と小腸の会を闌門と為す。＝闌は「遮る」という意味であり、守
　　りが堅いことを意味する。

G　下極を魄門と為す。＝下極は肛門のこと。魄は陰のたましい、魂は陽
　　のたましいである。

【解説】

　これまでに見てきた難と違い、本難の結びの部分は実にシンプルで、キ
ーワードが見当たらない。一見七衝門がテーマのように見えるが、そうで
はない。注意して見ると、それは文章の中に隠されている。つまりDとE
の部分で「胃を賁門と為す」と言いながら次には「大倉の下口を幽門と為
す」と言っている。ここの言葉の飛躍が本難のヒントになっているのである。

　胃は形（体）であり大倉は機能（用）である。この「大倉」こそキーワー
ドと言うよりはむしろ本難の主語と言うべきものである。つまり七衝門と
いうのは大倉の守りであり、門の数を「七」としたのは食物の性質が変わ
る過程について述べているからである。

　そのうち飛門から賁門までの四門は大倉の前にあるので陽に属する。ま
た幽門から魄門までの三門は大倉の後ろにあるので陰に属する。そして飛
門と魄門、すなわち唇と肛門は柔らかいので外郭（外門）となり、戸門と闌
門は硬いので内郭（内門）となるのである。

　口から入る食物は四つの門を通って胃に至り、そこで水穀の精微を分け
てから三つの門を通って排泄されるわけである。要するに「大倉は七つも
の門に守られるほど重要な働きをしている」と言いたいのがこの難の本意

である。

　文章を見る限り「胃の気」と言う言葉もなければ「脾の働き」と言う言葉も書かれていない。けれども「七つもの守りで固められるとても大切な働き」と言う言い回しで強調される器官がある。それが「脾」であり、そこから作り出されるのが「胃の気」である。

　要するに本難で書こうとしたテーマは「脾について」だったわけである。何気なく読んでいるとつい読み過ごしてしまう所であるが、これが難経独特の表現なのである。

　臨床的な視点で見ると、七衝門は脾の臓病の症状が現れる部位に当たっている。例えば口角が割れる、歯が痛む、食物がのどを通らない、あるいは胃の痛み、腹痛、それに下痢、等々、脾の症状はすべて七衝門に関わっているのである。それをただ「脾は大変重要である」という原則論で書いてしまったら、とうてい臨床的な理解はできないであろうと思われる。だから七衝門の説明は決して無駄ではなく、勿論ごまかそうとしているわけでもない。それぞれの部位の症状を考えれば、おのずと脾の変動が分かるようになっている。つまり四十四難は内容的に四十三難に続く難であるということができる。つまり四十三難は脾の用（機能）について述べたところであり、本難は脾の体（形）について述べたところだったわけである。

　次は腎について見ていくことにしよう。腎については三十六難に述べられている。

三十六難

[原文]

三十六の難に曰く。臓におのおの一つ有るのみ。

三十六難曰。　　臓各有一耳。

腎ひとりふたつ有るものは何ぞや。然るなり。腎にふたつ有るものは皆腎にあらず。

ロ

（の作用）

腎独有両者何也。　　　　　然。　　　腎両者非皆腎也。

その左を腎となし右を命門となす。

其左者為腎右者為命門。

命門は諸神精のやどる所、原気のつながる所なり。

注

（先天の）

命門者諸神精之所舎、 原気之所繋也。

男子は以て精を蔵し、女子は以て胞に繋る。故に腎は一つ有るを知るなり。

つながる

男子以蔵精、　　　女子以繋胞。　　　故腎知有一也。

　　注：諸神精 ＝ 原気 ＝ 先天の原気。

【解説】

　本難は腎の作用について述べたところである。

　まず「他の臓器はおのおの一つしかないのに、腎だけが二つ有るのはなぜか」という問題を提起している。前（イ）の文章の耳の字は「のみ」と読み「……のはずなのに」という意味がある。この字は後（ロ）の「独」の字と対をなしている。

　この難の最大の特長は、極めて飛躍した論法が使われている点にある。

　まず「蔵におのおの一つ有るのみ」と切り出し「腎独り両つ有る者は何ぞや」と聞いている。それに対して最後は「故に腎は一つ有るを知るなり。」と結んでいる。これは明らかに問いの文章との間の矛盾である。

　けれどもこれは決して誤りなどではなく、三十六難の真意を知らせるためのキーワードとして使われているからである。つまり問いの文章では腎

の形を聞いて、答えの文章では腎の作用を答えているのである。分かりやすく言うと「腎は形の上では二つあるけれども作用の上では同一である」と結んでいるのである。これをヒントに考えてみると、左右の腎のうち右を命門というのはその作用の体（位）を表し、「諸神精のやどる所」はその用を表しているということになる。

　このような見方をしてみると、実はその作用を表す言葉がもうひとつ隠されていることが分かる。つまり問いの文章で「二つ有る者」と言わずに「両つ有る者」と言ったのがそれである。腎は左右どちらも水の臓であることに変わりはないが、その他に諸神精の作用も含んでいるという意味が含まれる。諸神精は即ち先天の原気のことであり、その実体は「腎間の動気」として表れるのである。つまりここは八難で述べた「腎間の動気」の説明だったわけである。

　なお本文中には述べられていないが、水臓としての腎の作用をまとめてみると、次のようなものがある。

　　(1) 精と志を納める。

　　(2) 冬の体制を作る（表面の血管を収縮させ、深部の血管を拡張する）。

　　(3) 下焦の排泄を主る。

　　(4) 骨の作用を高め、耳の機能を主る。

　これらの作用の他に、腎には生命と関わる神秘的な作用が有ると考えられる。そこで陰の中でも最も陰気の強い右の腎を「命門」と呼んだのである。それはまた新しい世代を生み出す力の源でもある。それが「男子は以て精を蔵し、女子は以て胞に繋がる」と言う説明である。だから本難の主語は記号Ａの「諸神精之所舎」であるが、この部分の本格的な説明は三十九難に書かれているので次はそれを見ていくことにしよう。

三十九難

[原文]

三十九の難に曰く。経に言う。

三十九難曰。　　　経言。

腑に五つ有り臓に六つ有る者は何ぞや。然るなり。
　A
腑有五臓有六者何也。　　　　　　然。

六腑は正に五腑有るなり。五臓もまた六臓有る者は

六腑者正有五腑也。　　五臓亦有六臓者

腎に両臓有るを謂うなり。その左を腎と為し、右を命門と為す。

謂腎有両臓也。　　　其左為腎、　　右為命門。

命門は精神の舎る所なり。男子は以て精を蔵し、
　　　　　　　やどる
命門者精神之所舎也。　男子以蔵精、

女子は以て胞につながる。その気腎と通ず。故に臓に六つ有ると言うなり。
　　　　　　　　　　　　イ
女子以繫胞。　　　其気與腎通。　　故言臓有六也。

腑に五つ有る者は何ぞや。然るなり。五臓おのおの一腑、
　B　　　　　　　　　　　　　　　　ロ　　　　　（と相対する）
腑有五者何也。　　　然。　　五臓各一腑、

三焦もまたこれ一腑。然るに五臓に属さず。故に腑に五つあると言うなり。

三焦亦是一腑。　　然不属五臓。　　故言腑有五焉。

【解説】

　本難は三十八難と共に相火論の中心を為すところである。そのために始めの文章は三十八難の文章と対になっている。

　本難の構成は全体が二つの部分からなっている。それを分けたのが記号ＡとＢである。

　Ａは前半でＢは後半としておこう。だが決してここで二つのことを言おうとしているわけではない。またＢ以下の文章はあくまでも前半の内容を理解させるためのヒントにすぎない。だからここではそのヒントの方から先に説明をしていく方が分かりやすい。

　記号ロで「五臓おのおの一腑」と言いながら「三焦もまたこれ一腑」と言っている。それも「五臓に属さず」と明言していることから、「三焦は他の腑とは違った特殊なものである」と言う意味になる。つまり他の五腑は形の有るものだが、三焦は形の見えない、作用だけの特殊な存在なのである。同様に臓（陰）にも「形のない、作用だけの特殊な臓器が有ることを悟れ」と教えているのである。それが心包である。

　そこでＡに戻って考えてみると、本難を解くキーワードは記号イの所、すなわち「その気腎と通ず」である。三十六難では「故に腎はひとつ有るを知るなり」と述べているにも拘わらず、ここでは「その気腎と通ず」と言って「水」とは別のはたらきがあることを教えている。どちらも非常に回りくどい言い方だが、この回りくどい言い方の中に命門の価値がこめられているのである。

　命門が腎と通じていることは言うまでもないが、その他に形の無い臓である心包とも通じているのである。つまり、生命の本体は水の働きだけでは生きていくことができない。必ずそれと相尅するものとの共存によって

生命を保つことができるのである。この相剋関係の調和こそ「生命の実体である」と説いているのである。

　三十八難には形の無い腑、即ち三焦を説明して、同じく形の無い臓（心包）の存在をほのめかしている。また三十六難では「命門と腎は同一のもの」と言っているから、ここの「腎と通ず」は逆説的に「心包と通ず」の意味になるのである。つまり生命の実体は火の働きを持った水である、と説いているのである。

　火と水は本来互いに害をなす者同士である。ところが命門の作用によりこの両者は互いに助け合う関係に変えられている。火の働きだけならすべてを焼きつくして灰にしてしまうが、水に根ざす火である相火は万物を発展させ、成育させるエネルギーとなるのである。例えば臨終前によく見られる発熱や顔面紅潮、それに黒色の排泄物や吐物などは生命が火の働きを持った水であることの証明である。これらの現象は、水の力が衰えて現れる真陽の姿と燃え尽きた水の形そのものだからである。このように心火と腎水は相剋の関係にありながら、互いに生命の体と用をなして助け合い、共存しているのである。この考え方は陰陽論の極致とも言うべきすぐれた論法である。

　三十八難・三十九難を通じて、形の有る臓腑の数は本来五つである。ところがそれに形の無い臓腑の各一を加えて六としたのは、それが自然を変化・発展させる基になる数字だからである。自然数は一に始まり五に終わる。五は用となり、更に一を加えた六は自然数の体となって万物を変化、発展させていくのである。

　要するに本難の内容は三十六難に言う「諸神精の舎る所」の説明だったわけである。

　続いて肝についての記述を見ていくことにする。

四十一難

［原文］

四十一の難に曰く。肝独り両葉有り。以ていずれに応ずるや。

A
四十一難曰。　　肝独有両葉。　以何応也。

然るなり。肝は東方の木なり。木は春なり。萬物始めて生ず。

（の性質は）　　　（春は）B
然。　　肝者東方木也。　木者春也。　萬物始生。

それなお幼少にして意親しむ所無し。太陰を去ることなお近く、

（その性）　　　　　　　　　　C
其尚幼少意無所親。　　　　去太陰尚近、

太陽を離れること遠からず。なお両心有るがごとし。故に両葉有り。

D　　　　　　　　E（陰陽）　　　　　（肝に）
離太陽不遠。　　猶有両心。　　故有両葉。

また木葉に応ずるなり。

亦応木葉也。

《注釈》

A　両葉＝両葉と両枚は同じではない。両枚は二個有る物で腎の形がこれ
　　に当たる。両葉は元が一つで先が二つに分かれている物を意味する。
B　萬物始めて生ず＝この時期は性質が幼弱であるという意味から「その
　　時期に旺ずる肝もまた幼弱な性質をもっている」という意味になる。
C　太陰を去ることなお近く、D　太陽を離れること遠からず。＝ここの太
　　陰と太陽は経の意味ではない。季節的な太陰と太陽である。太陰とい

うのは純陰の季節、すなわち冬を意味し、太陽は純陽の季節、すなわ
ち夏を意味する。

E　なお両心有るがごとし。＝「木気は陰と陽の間に有って両方の性質を
具えている」の意味である。木の季節（春）には水穴と火穴を用いて
調整できることと関連している。

【解説】

　本難は肝についての記述である。肝の形状に基いて質問し、その性質を
答えるという手法は三十六難の腎についての記述と同じである。

　まず「肝独り両葉有り。以ていずれに応ずるや」と聞いている。「他の臓
器はそうでないのに、肝だけが（独り）二つに分かれているのは何のため
か？」と言う質問である。後ろの方の「以ていずれに応ずるや」という部
分は、性質を聞くための言い回しと見ることができる。それに対して「肝
は東方の木なり。木は春なり。」とまことに回りくどい言い方をしている。
この部分は「それ故に肝は春に応ずる（旺ずる）のである」という一節を省
略した三段論法になっているからである。

　またB以下は春の特長を説明した部分であり「意親しむ所無し」は「陰
にも陽にも片寄らない」の意味である。したがってCとD、すなわち「太
陰を去ることなお近く太陽を離れること遠からず」はこの部分の説明にな
っているのである。

　その後の「なお両心有るがごとし」はその繰り返しであり“猶”の字に
は「再び話を肝に戻すと」の意味がある。更に「肝も春と同じ性質である
から」の意味も含まれている。なおかつこの字には「後にヒントが隠れて
いるから注意せよ」という警告の意味も含んでいる。それは最後に「故に
両葉有り」と「また木葉に応ずるなり」といって、結びの言葉らしきもの
が二つ重なっていることから分かるのである。

　まず「故に両葉有り」は「肝は陰陽両方の性質を兼ね備えているために、
その形状も二つに分かれているのである」と言う実質的な結びの言葉であ

る。ところが更にその後に「また木葉に応ずるなり」とつけ加えている。この一節は無駄な言葉のように見えるが、実はこれが本難のキーワードなのである。「肝気は木葉に応ず」とは「肝は木の葉のような性質である」と言いたいのである。つまり「肝は木の葉のように動揺し易く、定まりにくい性質がある。木の葉は春に芽を出し、ゆらゆらと風に揺れるものである。従って肝の病証も風の変化に動じ易い。風の邪が肝に入りやすいのはそのためである。」と臨床的な意味を匂わせて結んでいるのである。

　肝に関する内容としては本難の他に三十三難がある。しかし三十三難は干合の問題を扱ったところで、ここで説明するのはまだ難しいと思う。そこでこれは後で六十四難と一緒に述べることにして、次は心と肺について見ていくことにする。

三十五難

[原文]

三十五の難に曰く。五臓おのおの腑とする所有り。皆あい近くして

三十五難曰。　　　五臓各有所腑。　　　　　　皆相近而

A

心肺独り大腸・小腸を去ること遠き者は何ぞや。然るなり。経に言う。

心肺独去大腸小腸遠者何也。　　　　　然。　　　経言。

ひとり

心は榮、肺は衛、陽気を通行す。故に居して上に在り。

心榮肺衛通行陽気。　　　　故居在上。

注1

大腸・小腸は陰気を伝えて而して下る。故に居して下に在り。

大腸小腸伝陰気而下。　　　　　　　　故居在下。
_{注2}

あい去りて遠き所以なり。

所以相去而遠也。
_{ゆえん}

また諸腑は皆陽なり。清浄の處、　今大腸・小腸・胃と

又諸腑者皆陽也。　清浄之處、今大腸小腸胃與
B

膀胱、　みな不浄を受く。その意は何ぞや。然るなり。

膀胱、皆受不浄。　　其意何也。　　　然。

諸腑と謂うはこれ非なり。経に言う。小腸は受盛の腑なり

諸腑者謂是非也。　　経言。　　小腸者受盛之腑也。
_{注3}　　　　　　　　①

大腸は伝寫行道の腑なり。　胆は清浄の腑なり。

大腸者伝寫行道之腑也。胆者清浄之腑也。

胃は水穀の腑なり。　膀胱は津液の腑なり。

胃者水穀之腑也。膀胱者津液之腑也。

一腑はなお両名無きがごとし。故に非と知るなり。

一腑猶無両名。　　　　故知非也。
_{注4}

小腸は心の腑、　　大腸は肺の腑、　　胆は肝の腑、
②
小腸者心之腑、大腸者肺之腑、胆者肝之腑、

胃は脾の腑、　　膀胱は腎の腑（なり）。

胃者脾之腑、膀胱者腎之腑。

小腸は赤腸と謂う。大腸は白腸と謂う。胆は青腸と謂う。
③
小腸謂赤腸。　　大腸謂白腸。　　胆者謂青腸。

胃は黄腸と謂う。膀胱は黒腸と謂う。下焦の治むる所なり。

胃者謂黄腸。　　膀胱者謂黒腸。　　下焦之所治也。

　注１：陽気を通行す ／ 注２：陰気を伝えて
　　　＝ここでは身体にとって役に立つものと立たないものを陰陽の気に分
　　　けている。すなわち水穀の精微（栄養分）を陽と言い、食物のかす
　　　を陰気と呼んでいる。
　注３：諸腑と謂うはこれ非なり。＝「六腑のすべてが"清浄の處"と言うわ
　　　けではない」と言う意味である。
　注４：一腑はなお両名無きがごとし。＝（本文の説明のように）他の腑は皆
　　　別の呼び方がある。そのような言い方をすれば、胆の場合は"清浄の
　　　腑"というのである。

【解説】
　本題に入る前に、本難の構成について少し説明をしておかなければなら
ない。
　本難は前半と後半、すなわち原文中の記号ＡとＢの二つの部分からなっ
ているが、主論は前半Ａである。後半Ｂはそのうちの半分の説明にすぎな

い。残りの半分は三十二難で説明を終わっているので繰り返す必要がなかったからである。それ故に本書もこの後に三十二難を続けることにする。

　まず前半の問いの文章では「表裏関係にある臓腑同士は互いに近い所に有るのに心と肺の腑である小腸と大腸だけが臓と離れて下にあるのはなぜか」と聞いている。この質問は三十二難の「五臓倶に等しくして、心肺独り隔上に在る者は何ぞや」と対をなしていることになる。

　それに対して「心と肺は榮血と衛気をめぐらす元であるから上焦に有り、小腸と大腸は食物のかすを伝えて下に送る腑であるから下焦に有るのだ」と答えている。体内に入った食物は栄養分を吸収した後、大腸を通って大便として排泄される。その過程を陰気と陽気に分けて説明している。この論法は実に名解答というべきである。

　ここの「陰気と陽気」という言葉が本難を解くキーワードである。身体にとって役に立つもの、すなわち水穀の精微を“陽気”と呼び、役に立たないもの、すなわち食物のかすを“陰気”と呼んでいる。この“陽気”について説明しているのが三十二難であり“陰気”の通り道について説明しているのが本難の後半である。

　陽気は心と肺の力によって榮血・衛気となって全身をめぐる。霧や露のように全身を潤すのは上焦のはたらきである。榮血も衛気も生命力の糧となるものであり、それを支える心と肺は上焦に位置しているのである。

　一方後半 B では陰気の通り道を説明している。本文中の文章には①から③までの番号を付けたが、そのうち①は『素問・霊蘭秘典論』の言葉を引いて六腑の性質を述べたものであり、②は臓腑の表裏関係を述べたもの、また③はそれぞれの性質を五色に分けたものである。このような呼び方をしているものは他に例がない。けれども臨床的に見れば、この関係は五十七難に言う「五泄」と深い関りを持っていると言うことができる。

　B の①では「諸腑は皆陽に属する。みな不浄を受けているのに“清浄の處”と言うのはなぜか？」ときいている。難経にしては珍しく変則的な質問である。以下「経に言う」の内容を検証してみると次のようになっている。

腑	三十五難	霊蘭秘典論
胃	水穀の腑	倉稟之官
小　腸	受精の腑	受盛之官
大　腸	伝寫行道の腑	伝道之官
膀　胱	津液の腑	州都之官
胆	清浄の腑	中正之官

表3　本難と霊蘭秘典論の比較

「受盛の腑」とは「まだ栄養分に富んだ物質をひきうける所」という意味である。それに対して「伝寫行道の腑」は「排泄までの通り道」の意味である。「清浄の腑」は他の腑がいずれも食物という物質の通り道になっているのに対して、胆だけが通り道になっていない、そのためにこのような呼び方をしているのである。

「水穀の腑」は「口から入った食物をまず納める所」という意味である。これを『霊枢・海論篇』では「水穀の海」という呼び方をしているのである。また膀胱を「津液の腑」と言うのは「水分をためる所」の意味である。

「一腑はなお両名無きがごとし。故に非と知るなり」は直訳すれば「他の腑には別の呼び名が有るのに、胆には別名がない。だから胆だけは特別である。」となるが、この文章の真意は「すべての腑が『清浄の腑』というわけではない」という逆説的な言い回しであって、これは胆の性質について述べていることになる。この一文は注3の「諸腑と謂うはこれ非なり」とつながる文章である。したがって『霊蘭秘典論』の引用は「清浄の腑」を限定化するための手段だったわけである。

　こうして見てくるとBの内容は全体として「清浄の腑」という言葉を使いながら、それを打ち消す形で（故に非と知るなり）、逆説的に大腸・小腸の存在を強調していることになる。それはまた「大腸・小腸は陰気を伝えて而して下る」というAの要点を助ける形でもある。

　読者が「おやっ？」と思うところに難経の本当の価値がある。本難はその一例である。

　次は「陽気」の通り道について述べた三十二難を考えてみることにする。

三十二難

[原文]

三十二の難に曰く。五臓倶に等しくして心肺独り

三十二難曰。　　　五臓倶等而心肺独

隔上に在る者は何ぞや。然るなり。心は血、　肺は気、

　　　　　　　　　　　　　　　　　①
在隔上者何也。　　　然。　　　心者血、肺者気

血を榮と為し、気を衛と為す。相随いて上下す。これを榮衛と謂う。

②　　　　　　　　　　　③　　　　　　④
血為榮、　　気為衛。　　相随上下。　　謂之榮衛。

経絡を通行し、外に榮周す。故に心肺をして隔上に在らしむなり。

榮は⑤　　　　衛は⑥　　　⑦
通行経絡、　　榮周於外。故令心肺在隔上也。

【解説】

　本難は上焦の役割について述べた所である。別な言葉で言えば、三十五難で言う“陽気”ついて述べた所ということもできる。

　三十五難では「心と肺だけが、それと表裏関係にある小腸・大腸と上下に離れているのはなぜか？」という聞き方をしている。それに対して本難は「心と肺だけが隔上（上焦）に在るのはなぜか？」と聞いている。よく似

ているが、その違いは三十五難が身体の役に立つもの（気血）を食物から取り出す過程を述べているのに対して、気血の作用を説明しているのが三十二難である。

　本難の文章に限って本文中に番号を付けさせて頂いたが、これは文節の並び方にやや不自然な点が見られるからである。記号①と②は問題ないが、筆者は③と④の文節の並び方に若干の疑問を感じる。それは記号③の所である。「相随いて上下す」の一節はどう見ても⑤と⑥のまとめであって、それとは切り離せない言葉である。そして④の「これを榮衛と謂う」もまた①と②のまとめにすべき一節ではないかと考えられる。普通ならこの文章は答えの部分の③と④を逆にするか、あるいは③を⑤⑥の後に持ってくると、読者にも分かりやすい自然な形になる。

　あえてこのような組み立て方をした理由は、著者が「相随いて上下す」をキーワードとして強調するために、この一節を文章の中心に置いたと見ることができるからである。けれども本書は読者の理解を第一に考え、①②④⑤⑥③の形に直してから説明をしたいと思う。

　この順番で文章を組み立ててみると、他の難と同じようにＡとＢの段落に分けることができる。すなわち、

　Ａ「心は血、肺は気。血を榮と為し、気を衛と為す。これを榮衛と謂う。」
　Ｂ「（榮は）経絡を通行し、（衛は）脈外に榮周す。相随いて上下す。」
　Ｃ「故に心肺をして隔上に在らしむなり。」
　なお③と④を逆にした場合も効果は同じである。

　このようにすると意味の上からも文章全体を合理的かつ明瞭に区切ることができる。つまりＡは榮衛の成り立ち、Ｂはその流れ方、そしてＣは結びとなる。

　まず①は心と肺の作用を述べ、②では気血と榮衛の作用について述べている。

　心と肺には水穀の精微を気と血として全身にめぐらす作用がある。脾の作用によって食物から抽出された"陽気"は心の作用で"血"となり肺の

作用で"気"となって全身に送り出される。ここで言う"血"は赤い血ばかりでなく、流れのある体内のすべての液体を指している。また"気"はすべての生命活動を意味している。気血を分ける基準は体と用、すなわち形有るものと形の無いものである。目に見える流れが血であり、指（切診）で感じる流れが気である。それぞれの流れが体内ではたらく形を「榮衛」という特別の概念で呼ぶのである。

　榮には「いとなみ」の意味がある。組織に栄養を与えて新陳代謝を行うことを「榮」と言う。それが血の作用である。血の作用が正常であれば組織に潤いがあり、健康な色と艶を保つことができる。また衛には「まもり」の意味があり、環境に順応して外敵から組織を守る働きを持っている。こちらは気の作用である。気の作用が正常であれば組織は適度な温かさと緊張を保つことができる。

「心は血、肺は気。血を榮と為し、気を衛と為す。」という一行の中に、以上の意味がすべて含まれている。

　そのほか本文中には書かれていないが、心の拍動を「宗気」と呼ぶこともある。その場合は榮衛と合わせて「三気」と言う。

　次に後半の内容である。⑤「経絡を通行し」とは「心から送り出された血は経脈の中を流れて全身をめぐる」の意味である。また⑥の「外に榮周す」は「脈の外に榮周す」の意味である。つまり心が送り出した血は経脈の中を流れ、肺から送り出された気は経脈の外のあらゆる活動の元となる。それを支えているのが血である。

　経脈と血管をまったく同じものと考えることには少々問題がある。けれどもここで言う「脈」は現代の血管と共通するイメージが決して少なくない。また「気」の作用は現在で言う「ガス交換」の概念とほとんど変わるところがない。難経が書かれた当時、毛細血管の存在が認められようはずはなかったが、そのことを考慮してもなお脈の外に流れが有るとする考え方は、組織の隅々にまで及んだ生命力の、当時の優れた認識の仕方と言ってよい。「榮衛」という概念はその生命活動の一つの形なのである。

　また「相随いて上下す」は本来相剋的な関係であったはずの心と肺が、互いに協力して全身の活動を支え、常にその元を供給し続ける姿を言ったものである。それがまた上焦のはたらきでもある。この考え方は三十八難で言う下焦のはたらき、すなわち相火論（火のはたらきを持った水）と対を為している。全身の生命活動を主るが故に、心と肺は上焦に位置しているのである。

　では榮衛は臨床的にどのような意味があるのであろうか。それを知るためのヒントが二か所見られる。一つは結びの文章（⑦）であり、もう一つは③である。

　結びの文章、すなわち「故に心肺をして隔上に在らしむ」の一節は本難の中で唯一病症に言い及んだ部分である。「心肺は隔上に在る」という言い方は「心と肺の症状はたとえどこにあっても上焦の症状と見ることができる」の意味である。例えば「しびれ」は脈の症状と考えられるが、これはたとえ下肢にあったとしても、上焦の症状と見て差し支えないのである。脈の症状は心の変動によって起こるものだからである。肺の症状である皮膚の異常もまた同様である。

「相随いて上下す」の所は筆者が勝手に入れ換えて説明をしてきたが、前にも述べたように、著者がこの一節を強調するために、あえて中心に置いたという可能性も否定できない。それを前提として考えてみると、この一節は病を得る条件について述べたものと見ることもできる。同じ文章を否定型にしてみると、おのずとそれを導き出すことができる。例えば「榮衛相随わざれば、すなわち病む。」となる。また原文のままなら「不病則相随上下」（病まざればすなわち相随いて上下す）と補ってもよいことになる。

　なるほど気血が常に離れずに流れるならば、何の障害も起こるはずはない。ところがその流れにずれを生じた時に病気が起こるのである。気の過剰は陽実症となり、不足は陰虚症となる。また血の滞りはいわゆる瘀血となり、過剰は陰実症となる。具体的には二十二難で言う「是動、所生病」の区別や、五十二難の「臓病と腑病」を分ける基準として述べられている。

　最後はなぜ気血を榮衛に置き換える必要が有るのかという問題である。直接には鍼灸の治療対象との関係を述べたものだからである。鍼灸の治療対象は正気であって、決して病症ではない。それなのにどうして病症を知らなければならないのかというと、病症は正気の形を知るためのネガティブな形を表しているからである。ちょうど歯科医師が義歯を制作する際に「型」を取るのと同じようなものである。もとより正気の満ち欠けが形に現れるはずはない。だから、まず病症を知って、それを元に治療ができる形、すなわち「経絡の虚実」に直さなければならない。ネガティブな形としての病症に対して、ポジティブな形としての榮衛がある。この榮衛の形こそ経絡の虚実、すなわち治療すべき正気の形なのである。榮衛を「特別の概念」と言ったのはそのためである。

　本難の榮衛をつなぎとして、次は三十難を考えながら経絡説に移ることにする。なおここまでに述べた難のほかに、臓腑説的な内容としては三十四難、三十七難、四十難などがあるが、いずれも基礎理論と言うよりは診断法の原理と言える内容である。それでこの三つは臓腑説としてではなく、後で診断法のいとぐちとして述べることにする。

経絡Ⅰ ― 正経

　経脈についてはおおよそ二十二難から三十難までの間に述べられている。二十二難の内容は是動病と所生病について述べたものであり、三十難は榮衛の説明になっている。扁鵲は是動病と所生病で経脈を説き起こし、榮衛の説明で締めくくると言う形をとっている。つまり榮衛の説明を経脈説のまとめとして使い、その後の臓腑説への橋渡しにしているのである。

　本書はこれと逆になるが、三十難を経脈説の総論と位置づけ、臓腑説から経脈説への橋渡しとして考えることにする。つまり榮衛の説明から経脈説に入り、二十三難へと進むのである。また二十二難の是動病・所生病に

ついては後の「臓病と腑病」の中で述べることにする。

三十難

[原文]

三十の難に曰く。榮気のめぐり常に衛気とあい従うやいなや。
(従わざるや。)
三十難曰。　　榮気之行常與衛気相随不。

然るなり。経に言う。人は穀より気を受く。穀は胃に入りてのち
　　　　　注1　　　　　A
然。　　経言。　　人受気於穀。　　　穀入於胃乃

五臓と六腑とに伝う。　五臓六腑も皆気を受く。
(穀より)
伝與五臓六腑。　　五臓六腑皆受於気。

その清める者を榮と為し、濁れる者を衛と為す。榮は脈中を行き、
B 注2　　　　　　　注3
其清者為榮、　　　濁者為衛。　　　榮行脈中、

衛は脈外を行く。榮の周り息まず、五十にしてまた大会す。
　　　　　　　C　注4　　　(度)　　え
衛行脈外。　　榮周不息、　　五十而復大会。

陰陽あい貫きて環の端無きが如し。故に榮衛あい従うを知るなり。
注5
陰陽相貫如環之無端。　　　故知榮衛相随也。

　注1：経に言う＝『霊枢・榮衛生会篇』に同じことが書かれている。

　注2：清める者＝身体にプラスになる栄養素・機能・新陳代謝・同化作用などを指す。

　注3：濁れる者＝主に組織・器官の中で起こる見えにくい現象・異化作用などを指す。

　注4：息まず＝ここは「やすまず」と読む。今でも「休息」などという使い方があるように、息には休むと同じ意味がある。

　注5：陰陽あい貫きて＝陰は臓腑または躯幹の意味、陽は四肢または経脈を指す。

【解説】

　本難は直接には榮衛の説明だが経脈説の総論であり、これまでに見てきた臓腑説との橋渡しをする所でもある。一難と共に三十難全体が鍼灸医学の理論を集約した内容になっている。

　まず問いの文章では「榮気と衛気とはいつも一緒に回っているのか？」というたずね方をしている。

　それに対する答えの部分は前半と後半の二つの部分からなっている。説明の都合でAからCまでの三つの記号を付けたが、実質的には前半（A）と後半（B・C）の二つだけである。前半（A）はいわば臓腑説のまとめであり、後半（B・C）は一難を詳しく説明したものと言ってよい。

　本難を読むと誰でも疑問に思うことがある。その一つは問いの文章で「榮血・衛氣」と言わずに「榮氣・衛氣」と言う言葉を使っていること。もう一つは「榮気のめぐり常に衛気とあい従うやいなや」と聞いていながら、Cの所で「榮周して息まず、……故に榮衛あい従うを知るなり」と結んでいる点である。この終わり方は「あい従うやいなや」という問いの答えとしては、はなはだ不自然な形である。普通ならば「榮衛の周り息まず」というように、何らかの形で「衛」の字が入っていなければならない。

　これらの疑問を解くためにはまずBとCの部分の文章を適当に入れ替えて、その組み立て方を変えた方が分かり易いように思う。ちなみに筆者が入れ替えてみたのが次の文章である。

　すなわち「榮は周（流）して息まず、脈中を行く。衛は脈外を行く。その清める者を榮と為し、濁れる者を衛と為す。周（流）五十（度）にしてまた（寸口に）大会す。陰陽あい貫きて環の端無きがごとし。故に榮衛あい従うを知るなり。」となる。

　このような形に直してみると、文体の持つ流麗な響きは失われるものの、達意の文としては充分に成り立つはずである。これを見れば本文の中で問いに答えているのは唯一Ｂの部分だけということが分かる。

　まずＡの部分から内容を見ていくことにしよう。

「人は穀に気を受く」からも分かるように、Ａの内容は後天の気を狭い意味に解釈したものである。この部分を要約すると「すべて生きる力の源は食物の栄養素によるものである」と言っていることになる。しかしここはあまり難しく考えずに、単に榮衛の言葉を引き出すための前置きと考えた方が分かり易い。そうすればこの難の中で本当に大切なのはＢ以下の部分だけということに気がつくはずである。特にＢの文章は本難の中心であり非常に簡潔に整理された形になっている。すなわち「その清める者を榮と為し、濁れる者を衛と為す」は榮衛の定義であり「榮は脈中を行き、衛は脈外を行く」は榮衛の性質を述べたものと言える。この文章をもとに、本難のテーマである「榮衛」について少し説明を加えておくことにする。

　榮は「営み」とか「養う」の意味を持つ字であり、直接には自分の身体の組織や器官を作ったり、再生することを指している。また「榮は脈中を行く」とあるところから、血液やそれに類する液体を指していると考えやすいが、ここで言うのはその作用、すなわち形有るものを養ったり、または潤すというはたらきである。栄養素の中では組織再生の原料となる蛋白質や水、それに無機塩類も榮の一部に属すると見ることができる。問いの文章で「榮血」と言わずに「榮気と衛気」と言ったのも榮が血液そのものではなく、それも含めて生命体を構成しているすべての「作用」を意味しているからである。だから決して榮は物質的な存在だけではなく、生命に必要な活動のうち身体を維持するためのすべての“作用”を指しているの

である。

　一方「衛気」には「守り」の意味がある。しかしそればかりではない。身体を作ること以外のすべての活動を指しているのである。例えば筋肉の収縮はカロリーを消費して一定の運動を行うという結果をもたらす。それは身体を移動させて食物を得たり。敵から身を守ったり、あるいは暑さや寒さを避けるなど、生きるために必要なあらゆる行動をとるのが目的である。身体のエネルギーを減らすこれらの動作は、すべて「衛気」の働きと考えられる。また栄養素の中では榮の「保全素」に対して「熱量素」と呼ばれる物質、すなわち脂肪や含水炭素がこれに含まれるわけである。そのほか内分泌の作用なども衛に属すると考えることができる。

　生命活動を二面的に解釈して、それを陰陽で分けると「榮衛」の考え方が得られるのである。現代風に言えば、生命体の異化作用と同化作用という言葉で置き換えることができる。どちらも物質的なモノではなく生命活動の一部であるところから気の字を付けて「榮気と衛気」という言葉を使っているのである。

　次に、Cの所で「榮周して息まず」といっている点について考えてみよう。Bで「榮は脈中を行く」と言っているところから、ここは流れとして確認できる榮のみを問題にしているのであって、そこに経脈の存在を強く意識させるねらいがあるものと考えられる。また衛気については既にBの所で「衛は脈外を行く」と言っているので、ここは「脈の外も一緒に」の意味を含んでいることになる。

　脈中を行くものは比較的簡単に目や手で確認することができる。流れの有るものはよどむことがないので「清める者を榮と為す」という表現が生まれてくるのである。それに対して脈の外には流れを感じるものがない。しかしそれでも論理的に流れがあると考えなければならない現象が存在する。身体のどこを見ても温度があり、潤いもある。しかもそこには気の去来も感じられる。それらの事実を考え合わせると、そこにはどうしても何らかの流れが存在すると考えるほうが自然である。その流れがすなわち「濁

れる者を衛気と為す。衛は脈外を行く。」なのである。

「陰陽あい貫きて環の端無きが如し」とは「身体中くまなくめぐる」という意味であり「流れていない所はない」の意味である。つまりこの言葉は「榮の周り息まず」に対して「衛」の存在、すなわち「脈の外の流れ」を表している。顕微鏡など存在しなかったこの時代には、到底毛細血管やリンパなどを認識することはできるはずがなかった。それでもなお脈の外に流れが存在することを知っていた古代東洋人の知恵には只々驚かされるばかりである。陰陽論はいつの時代にも通用する自然の摂理であり、これを用いるだけで常に真理に到達することができるのである。

　この「榮気と衛気」の流れる道がすなわち経脈や絡脈、それに孫絡と呼ばれる器官である。その全体の長さについて書いているのが次に述べる二十三難である。

二十三難

［原文］

二十三の難に曰く。手足三陰三陽、　脈の度数、

二十三難曰、　　手足三陰三陽、脈之度数、

　　　　　　　　　　　A

以て明らかにすべきやいなや。然るなり。

可暁以不。　　　　　　　　然。

手三陽の脈は手より頭に至る長さ五尺、五六の合して三丈。

（六経を）

手三陽之脈、従手至頭長五尺、　　五六合三丈。

手三陰の脈、　手より胸中に至る長さ三尺五寸。
（は）
手三陰之脈、従手至胸中長三尺五寸。

さぶろく一丈八尺、五六の三尺、合して二丈一尺。

三六一丈八尺、　五六三尺、合二丈一尺。

足三陽の脈、足より頭に至る長さ八尺、六八の四丈八尺。

足三陽之脈従足至頭長八尺、　　六八四丈八尺。

足三陰の脈は足より胸に至る、長さ六尺五寸、

足三陰之脈従足至胸、　　長六尺五寸、

六六の三丈六尺、五六の三尺、合して三丈九尺（となる）。

六六三丈六尺、五六三尺、合三丈九尺。

人の両足の蹻脈は足より目に至る、長さは七尺五寸。

人両足蹻脈従足至目、　　　長七尺五寸。

二七の一丈四尺、二五の一尺、合して一丈五尺（となる）。

二七一丈四尺、二五一尺、合一丈五尺。

督脈と任脈は各長さ四尺五寸。二四が八尺、

督脈任脈各長四尺五寸。　二四八尺、

二五の一尺、合して九尺（となる）。およそ脈の（全体の）長さは一十六丈二尺。

二五一尺、合九尺。　　　　　凡脈長一十六丈二尺。

これいわゆる十二経脈長短の数なり。

此所謂十二経脈長短之数也。

経脈は十二、絡脈は十五、何れに始まり何れに窮するや。然るなり。
B
経脈十二、絡脈十五、何始何窮也。　　　　　　然。

経脈は気血をめぐらし陰陽を通じ、以て身を栄するなり。

経脈者行気血通陰陽、　　　　以栄於身者也。

その始まりは中焦より手の太陰・陽明に注ぐ。

其始従中焦注手太陰陽明。

陽明は足陽明・太陰に注ぐ。太陰は手少陰・太陽に注ぐ。

陽明注足陽明太陰。　　太陰注手少陰太陽。

太陽は足太陽・少陰に注ぐ。少陰は手心主・少陽に注ぐ。

太陽注足太陽少陰。　　少陰注手心主少陽。

少陽は足少陽・厥陰に注ぐ。厥陰はまた還りて手太陰に注ぐ。

少陽注足少陽厥陰。　　厥陰復還注手太陰。

79

別絡は十五、皆その原に因る。環の端無きが如し。

別絡十五。皆因其原。　　　　如環無端。

転じて相潅漑して寸口と人迎に朝す。
　　　　　　　　注1
転相潅漑朝於寸口人迎。

以て百病に処し、而して死生を決するなり。

以処百病。　　　而決死生也。

経に日く。明らかに終始を知りて陰陽定まる、とは何の謂いぞや。然るなり。
C
経曰。　　明知終始陰陽定矣。　　　　　　何謂也。　　　　　然。

終始は脈の紀なり。

終始者脈之紀也。

寸口と人迎は陰陽の気を朝使に通ず。環の端無きが如し。
　　　　　　　　　　　注2
寸口人迎陰陽之気通於朝使。　　如環無端。

故に始めというなり。終りは三陰三陽の脈絶す。絶する時は死す。

故日始也。　　　　終者三陰三陽之脈絶。　絶則死。

死するにおのおの形有り。故に終わるというなり。
注3
死各有形。　　　　　故日終也。

　　注1：寸口と人迎に朝す。＝「朝す」というのは一難と三十難にある「脈の

大会」と同じ意味である。夜間には臓腑（陰）をめぐった気血が朝、
寅の刻になって四肢（陽）をめぐり始める。そのつなぎ目に当たるの
が寸口の脈である。それでこの部の性質を「朝す」とか「脈の大会」
というのである。

注2：朝使に通ず。＝「朝使」とは古代の政治手法のひとつで、寅の刻に会
　　　議が開かれていたことに由来している。

注3：死するにおのおの形有り。＝死ぬ時の形（症状）は次の二十四難に述
　　　べられている。

【解説】

　本難は経脈の概略を述べたところであり、『霊枢・脈度篇』の抜き書きで
ある。全体が三段に分かれているので本文中ではAからCまでの記号でこ
れを区別した。Aは経脈の長さについて述べ、Bはその生理作用と流注、
そしてCは経脈の診断的意義（脈の終始）が述べられている。

　Aの所では経脈の長さについて述べている。この内容は『霊枢・脈度篇』
の記述に基づいているが、それにはいくつかの約束ごとが決められている。
まずその約束ごとを書いておく必要がある。

『霊枢』の中で「身体の寸法」を述べた内容を持つ篇には「骨度篇」と「脈
度篇」の二つがある。そのうち「骨度篇」では身長を七尺五寸と規定し、「脈
度篇」には八尺と規定している。両者には五寸の違いがあるが、その理由
は「骨度篇」が骨の長さを述べているのに対して「脈度篇」は経脈の長さ
を述べたものであるために、皮膚の表面を流れる経の長さの方が骨の長さ
よりも長いからである。これらの寸法も身長によって違いがあるわけでは
なく、この数字を元にして「それぞれの割合がこのような比率になっている」
と解釈するのが合理的である。

　またこの中には十二正経の他に四種類の奇経が含まれている。そのうち
任脈と督脈を含めた理由は当然としても、それ以外に陰蹻脈と陽蹻脈を仲
間に入れている。そのうち男は陽体であるために陽蹻脈のみを加え、女は
陰体であるがゆえに陰蹻脈のみを加えている。その理由は奇経の中でこの

二経のみが「内経」を持っているからである。同時に全身の経脈の数を二十八宿の星の数に合致させる目的も充たしている。すなわち十二正経は左右で二十四、それに任脈と督脈の二経と、陰陽どちらかの蹻脈のうち、一方の左右を合わせると全部で二十八経になるのである。

　なお奇経については二十七難から二十九難までに述べられているので、ここでは深入りしないことにする。

　Ａの中で最も重要なことは「およそ脈の長さは一十六丈二尺」の一節である。ここには筆者の独断で「全体の」という文字を挿入させて頂いたが、原文の「凡そ」の中にその意味が含まれているので、むしろ蛇足であったかも知れない。一十六丈二尺は半身の経の全長八丈一尺の二倍になっている。左右で分ける場合は任脈と督脈の四尺五寸をそれぞれに振り分けて、同じ数字になるのである。

　八丈一尺すなわち八十一は「太陽の数」とも言われ「すべての」という意味を持った数字である。これは桁の中で最大の数九と九を掛け合わせたもので、かくいう難経の構成が八十一難からなっているのも、同じ理由によるものである。

　本難は脈の長さばかりが強調されているように見えるが、同時にそれとなく経脈の流注を説明した部分でもある。一般には「万歳」の形で上肢の流注を下肢の流注方向と一致させているが、古くはそのような考え方はしていなかった。上肢の流れは陽の季節に準じ、下肢の流れは陰の季節に準ずると考えていたからである。したがって陽の季節（春夏）は陽気が上り陰気が下る。反対に陰の季節（秋冬）は陰気が上り陽気が下るものである。それに準じているために上肢の陰経は下り陽経は上る、下肢の流注はその逆になっているのである。

　次にＢの内容は「経脈は気血をめぐらし陰陽を通じ、以て身を栄するなり」と始まっているが、これは経脈の作用を述べたものである。例えば臓腑を木の幹とすれば、経脈はその枝のようなものである。臓腑は自然界の気を食物や呼吸の形で後天の気に変える器官であり、経脈はそれを使って身を

支える器官である。この関係については前述の三十難に述べられている。

　経の始まりは中焦から手の太陰、すなわち肺経に出る。その後本文で述べられているような順序で全身をめぐることになる。この順序はそれなりの理由があって決められたものであるが、誰でも知っていることなので特に説明の必要はないと思う。ここで言う「経の始まり」とは気血が臓腑から経脈の循環に移行する部位を意味している。

　その後の十五絡は二十六難に述べられているが、ここの「別絡は十五」は単に経脈と経脈の間をつなぐ脈と言う意味で、「隅々までくまなくめぐる」の代わりに使われているだけである。また「皆その原に因る」は八難や三十一難に言う「脈の根本」すなわち三焦の原気を指している。経脈周流の原動力は三焦のエネルギーによっているのである。

　「環の端無きが如し」は「何れに始まり何れに窮するや」に答えたものであるが、この言葉と「その始まりは中焦より手の太陰・陽明に注ぐ」の一節とは矛盾しているようにも見える。けれども中焦から手の太陰と陽明に注ぐのは臓腑のめぐりから経脈のめぐりに移行する時の通り道にすぎない。「それらはすべて循環しているものの一部である」と説いているのである。

　また「転じて相潅漑して寸口と人迎に朝す」は気血が後天の気を運んで隅々まで潤し、寸口部で再び陰陽の循環を変えることを言う。その接点を通る時間が夜明け前の三時から五時くらいであることから「朝す」というのである。潅漑は田畑に水を引いて全体を潤すことである。これは気血が人の身体をくまなく潤す状態を農業に例えたものである。

　ここの「相潅漑して」は前の「皆その原に因る」と対句である。「その原」は三焦の原気、すなわち先天の気を意味する言葉であり「潅漑」は後天の気の作用を指しているからである。ここの二行がＢの部分の主語と言ってよい。

　それ故に寸口部は「以て百病に処し、而して死生を決する所」である。「治療にも診断にも大変重要な所である」という意味である。つまりＢの部分は一難の再現によってまとめられているのである。

　一方Cの所では「脈の紀」というのがテーマになっている。この部分は問いの文章からして相当に難解である。「明らかに終始を知りて陰陽定まる」という聞き方には何の具体性もなく、しかもBの始めの「何れに始まり何れに窮するや」ともよく似ている。

　これを解くヒントが実はBの結論に隠されている。前に「『相溉灌して』と『皆その原に因る』とは対句である」と書いたが、この組み立て方こそCの部分の内容を知るヒントになっている。つまり、BとCはその二つの言葉を詳しく説明しながら、B全体とC全体のテーマが対句として構成されているということになる。

　具体的に言うと、Bの「相溉灌して」は後天の気の作用であり、「何れに始まり何れに窮するや」という問いはその通り道を聞いていたわけである。これに対してCの内容は、「皆その原に因る」という言葉の説明を求めていることになる。だからBの「何れに始まり」は中焦を指し、Cの「明らかに終始を知りて」の"始まりと終り"は"先天の気と死"を意味していたわけである。

　言い換えればAは経脈の概略を述べ、Bはその作用、そしてCでは「脈の紀」という言葉を用いてそれを行きわたらせる原動力、すなわち先天の気を説明しているのである。

　いずれにしても本難はその字数の多さとは裏腹に「経脈の作用は後天の気をめぐらすことであり、その動きを支配しているのが先天の気である」ということを強調しているだけにすぎない。だがここでいう「終始」を明らかにしているのは実際には本難ではなく、次に述べる二十四難と二十五難である。

　二十四難は「死するにおのおの形有り」と言ったその"形"を述べた所であり、二十五難は「相火」の問題を扱った所である。まず生命があってその後に死がある。終始ではその順序が逆になるので、本書では二十五難から先に見ていくことにする。

二十五難

［原文］

二十五の難に曰く。十二経有りて五臓六腑、十一のみ。

（有る）

二十五難曰。　　有十二経五臓六腑十一耳。

その一経は何らの経ぞや。然るなり。

其一経者何等経也。　　然。

一経は手少陰と心主との別脈なり。

A　　　注

一経者手少陰與心主別脈也。

心主と三焦は表裏を為す。倶に名有りて形無し。

B

心主與三焦為表裏。　　倶有名而無形。

故に経に十二有ると言うなり。

故言経有十二也。

　　注：手少陰と心主と＝心主は手の厥陰心包経を指す。

【解説】

　本難は心包経の持つ意味を述べたところである。これは二十三難に言う「明らかに終始を知りて陰陽定まる」の「始」について述べていることになる。一方「終」について述べているのが二十四難である。

　まず問いの文章では「五臓六腑は合わせて十一しかないのに、経の数が十二になっているのはなぜか？」ときいている。その答えは記号AとBの

二つの部分からなっている。そのうち A は心包経の定義であり B は特徴である。

　記号 A では「残りの一経は手少陰の別脈である」と言っている。「手少陰」とは心経、すなわち火性の経である。注の所の「與」の字は「心経を機能的に二つに分けた」という意味である。またこの字は問いの文章の「何らの経」の「等」と対をなしていることになる。ここでは心包経を「厥陰」と言わずに「心主」と言っているが、これは心包経が本難のテーマであり、経を語る（すなわち治療の）上では非常に重要であるという意味をこの二文字が表しているからである。厥陰は単なる流注部位を指すが「心主」という時はその経の性格（役割）を意味している。「経を語る上で」と述べたのは手少陰が何らかの意味で使いにくいか、もしくは心包経の方が臨床的に実用的だからである。

　また B では「三焦と表裏を為す。倶に名有りて形無し」と述べている。

　ここで注意しなければならない問題が一つある。それは本難と三十九難の内容との違いである。どちらも相火論に違いはないが、三十九難は臓腑説の相火論であり本難は経脈説の相火論である。三十九難では「六臓という時は腎の働きに二つ有り」と言い、いわゆる「命門」を加えて臓の数を六としている。ところが本難では手の少陰の別脈を加えてその数を十二としている。その理由は本難と三十九難が互いに陰陽の関係になっているからである。すなわち臓腑は陰であり形をなすものである。経は陽であり形のないもの、働きだけのものである。そこで臓の相火は形有る腎を二つに分け、経の相火は手の少陰心経を二つに分けているのである。これも生命の体と用の関係になっている。だから本文の B で言うところの「名有りて形無し」は心包と三焦の経ばかりでなく、ある意味では臓腑に対する経脈全体を指していることにもなるのである。「名有りて形無し」はまさに経脈の姿にほかならないということもできる。

　最後に臨床で見られる心包経の変動について書いておくことにしよう。

　心包経の変動には次のような二通りの現れ方がある。一つは他の陰虚症

と同じように、直接心包経を治療して治る場合と、もう一つは心包経の変動でありながら心包経を治療しても治らない場合の二つである。前者は明らかに"心包経の虚"と言うことができる。しかし後者は"隠れた虚"と言うべきか、あるいは"心包が深く関わっている病症"とでも言うべきかもしれない。それにはどのような疾患があるのかというと、例えば軽いものは花粉症のようなアレルギー性疾患から重いものは膠原病に至るまで、自己免疫が強すぎるために起こるすべての疾患が上げられる。しかし一概にこれらの疾患の治療法を述べることは難しいので、ここでは主に前者の場合について述べておくことにする。

　前者の「直接心包経の治療が必要な場合」すなわち"心包経の虚"とは、他の陰虚症のように体質として常に存在するわけではなく、一過性の証として見られる一種の症候群のようなものである。おそらくそれは普通の体調の乱れ（陰虚症）に加えて、急激な邪を受けたり、あるいは気の弱い人が他人のストレスによる強い影響を受ける、などの原因で見られる一時的な先天の気の減弱であろうと考えられる。このタイプの症状としては悪心・不安などの神経症状や匂いに過敏になる、あるいは冷汗や全身倦怠、または意欲の減退などがあり、時には蕁麻疹や皮膚の紅斑がひどい場合もある。このような症状がある時は脈に現れている心包経の虚を確認した上で、他経の本治法と同じ要領で心包経を補うのである。多くは右手の心包経の穴を使うが、あくまでも一過性の病症であるから大抵は一回か多くてもせいぜい数回の治療で、本来の陰虚症体質に戻るものである。あとは戻った証に従って治療を行えば治すことができる。

　一方後者の疾患、すなわち、"心包が深く関わっている病症"に対する治療法は心包経だけを補っても治るものではなく、他の経の治療と共に心包経の虚を考慮した何らかの方法を組み合わせなければならない。つまり治療法がより複雑になるために、ここでは簡単に述べることが難しいわけである。

　以上の説明からもお分かりのように、心包経の変動はいずれの場合も先

天の気の減弱であることに変わりはない。従って直接心包経を補えない場合は慢性化したり、あるいは難病になっていく者が少なくないのである。

二十四難

[原文]

二十四の難に曰く。手足三陰三陽（経）の気已に絶す。

<ruby>已<rt>すでに</rt></ruby>

二十四難曰。　　　手足三陰三陽気已絶。

何を以て候と為すや。その吉凶を知るべきやいなや。然るなり。

何以為候。　　　　可知其吉凶不。　　　　然。

足少陰の気絶するときはすなわち骨枯る。少陰は冬の脈なり。伏行して
A
足少陰気絶即骨枯。　　　　　少陰者冬脈也。　伏行而

骨髄を温む。故に骨髄温まらざればすなわち肉は骨に着かず。

温於骨髄。　故骨髄不温即肉不着骨。

骨肉あい親しまざればすなわち肉濡かにしりぞく。

<ruby>濡<rt>やわらかに</rt></ruby>

骨肉不相親即肉濡而卻。

肉濡かにしりぞく故に歯長じて枯る。髪は潤沢無し。

肉濡而卻故歯長而枯。　　　　髪無潤沢。

潤沢無き者は骨まず枯る。戊の日に篤く、己の日に死す。

無潤沢者骨先枯。 <ruby>戊<rt>つちのえ</rt></ruby>日篤、 注1 <ruby>己<rt>つちのと</rt></ruby>日死。

足太陰の気絶するときはすなわち脈その口唇を営せず。

B （経）

足太陰気絶則脈不営其口唇。

口唇は肌肉のもとなり。脈、営せざるときは肌肉滑沢ならず。

口唇を

口唇者肌肉之本也。 脈不営則肌肉不滑沢。

肌肉滑沢ならざるときは肉満つ。肉満つるときは唇そる。

肌肉不滑沢則肉満。 肉満則唇反。

唇そるときは肉まず死す。甲の日にあつく、乙の日に死す。

唇反則肉先死。 <ruby>甲<rt>きのえ</rt></ruby>日篤、 <ruby>乙<rt>きのと</rt></ruby>日死。

足厥陰の気絶するときは筋縮まり、卵引きて舌巻く。

C

足厥陰気絶則筋縮、 引卵與舌巻。

厥陰は肝の脈なり。肝は筋の合なり。 筋は陰器にあつまり

厥陰者肝脈也。 肝者筋之合也。筋者聚於陰器

而して舌本にからむ。ゆえに脈営せざるときは筋縮みて急なり。

而絡於舌本。 故脈不営則筋縮急。

筋縮みて急なるときは卵と舌に引く。故に舌巻き卵縮まる。これは筋先ず死す。

筋縮急即引卵與舌。　　　　故舌巻卵縮。　　　此筋先死。

庚の日に篤く、辛の日に死す。
かのえ　　　　かのと
庚日篤、　　辛日死。

手太陰の気絶するときは皮毛焦る。太陰は肺なり。
D
手太陰気絶則皮毛焦。　　　　太陰者肺也。

気をめぐらし皮毛を温むる者なり。気、營せざるときは皮毛焦る。
　　　　　　　　　　　　　　　　　　こがる
行気温於皮毛者也。　　　　気弗營則皮毛焦。

皮毛焦るるときは津液去る。津液去ればすなわち皮節傷れる。
　　　　　　　　　　　　　　やぶれ
皮毛焦則津液去。　　　津液去即皮節傷。

皮節傷れるときは皮枯れ毛折る。毛折れる者は毛先ず死す。

皮節傷則皮枯毛折。　　　　毛折者則毛先死。

丙の日に篤く、丁の日に死す。
ひのえ　　　　ひのと
丙日篤、　　丁日死。

手少陰の気の気絶するときは脈通ぜず。脈通ぜざればすなわち血流れず。
E
手少陰気絶則脈不通。　　　　脈不通則血不流。

血流れざれば色沢去る。故に面色黒きこと鬈の如し。これ血先ず死す。

注2　　　　　　　　　　注3

血不流則色沢去。　故面色黒如鬈。　　　　此血先死。

壬の日に篤く、癸の日に死す。

みずのえ　　　　みずのと

壬日篤、　　癸日死。

三陰の気ともに絶する者はすなわち目眩し、転じて目瞑す。目瞑は志を失うと為す。

F　　　　　　　　　　注4　　　　　　　　　　　　　　　　注5

三陰気倶絶者則目眩転目瞑。　　　　　　目瞑者為失志。

志を失う者は志先ず死す。死すときはすなわち目瞑するなり。

志

失志者則志先死。　　死即目瞑也。

六陽の気ともに絶する者はすなわち陰陽あい離る。

G

六陽気倶絶者則陰與陽相離。

陰陽あい離るるときは腠理泄して絶す。汗出でてのち大きさ貫珠の如し。

注6

陰陽相離則腠理泄絶。　　　　汗乃出大如貫珠。

転じて出でて流れざればすなわち気先ず死す。

注4

転出不流即気先死。

旦に占て夕に死す、夕に占て旦に死す。

注7

旦占夕死、　　夕占旦死。

注1：篤く（あつく）＝ 症状が悪化し、いよいよあやうくなること。

注2：色沢 ＝ 色つや・潤いの意味。

注3：鰲の如し ＝ 鰲は黄色を帯びた黒色のこと。「すみ」と読んで差し支えない。

注4：転じて、＝ この「転」の字には次のような三つの使い方がある。

    ① 「転筋」すなわち「ぴくぴくと痙攣する」という時の使い方。

    ② 黒目を上にして白目がちになって意識を失う。つまり「眼球を転じ」の意味

    ③ 「姿勢を変える」すなわち「転々」(寝返り)の意味に使う場合。

　本文の場合どの解釈が正しいのかを考えてみると、筆者は②の見方が最も当を得ていると思う。なぜならば肝の変動と規定されているわけではないので、①の転筋は考えにくい。また、ここまで重症になった場合のことを考えると、寝返りもできるはずはない。したがって③の解釈もあり得ないことになる。結局「転じて目瞑す」は「眼球が上を向いてしまい、白目がちになって意識が混濁する」という意味にとるのが最もふさわしいわけである。

注5：志を失う ＝ 意識がなくなること。またそれくらい衰えること。

注6：腠理 ＝ 発汗や皮膚呼吸など、皮膚の発散作用を指す。

注7：旦 ＝ この字は「あした」と読む。明け方・日の出を意味する字である。したがって結びの所は「あしたにうかがいてゆうべに死す。ゆうべにうかがいてあしたに死す。」と読む。

【解説】

　本難の内容は経気の絶、すなわち経の作用を失って死亡する時の形を述べたもので、二十三難に言う「明らかに終始を知りて陰陽定まる」の「終」について述べたところである。だがここは決して死をテーマとしているわけではなく、死の形を借りて経脈の生理作用を述べていると解すべきであろうと思う。健康体では手足三陰三陽のバランスがとれているので、何の症状も現れることはない。しかしそれでは経の生理作用を認識することもできない。ある経が弱った時にこそその経の症状を表すものである。十五

難にも「其れ平和にして見（あらわる）ること得べからず。衰えてのち見るのみ」と書かれている通りである。「目立つものは衰えた証拠である」とする考え方は東洋医学独特であり、本難はその診断法の根拠となるところである。

まず問いの文章では二つの点を質問している。一つは「何を以て候うと為すや」という聞き方であり、もう一つは「その吉凶を知るべきやいなや」という聞き方である。つまり前者は「どのような症状が見られたら『これは危ない』と考えるべきなのか？」という問題であり、後者はそのような症状が見られるのはどんな時が危険で、どんな時なら危険ではないのか？、あるいはそれらの症状が見られた時に「あとどれだけ持つのか？」という問題である。いわゆる予後の鑑別である。

一つ目の「何を以て候と為すや？」という聞き方は二十三難の「死するにおのおの形有り」という言い方の、「形」を「候」という言葉に言い換えただけである。

答えの文ではまず重要な「候」を一つ上げて、それに続く症状を次から次へと連鎖的に述べている。難経の中でこれほど論理的で説得力のある書き方も珍しい。

まず記号Aでは足少陰経の絶を述べている。「足少陰は冬の脈なり」の意味は、少陰、すなわち腎経は十二経の中で最も陰気の多い経（陰中の陰）であり、最も深い所を主る経とされている。そのためにこの経は冬にその働きが最も盛んになるので「冬の脈」というのである。深い所を主る故にその絶は骨の衰えとして現れる。その「候」が「歯長じて枯る。髪は潤沢無し」である。歯は骨の外候であり、それが長く浮き出てくるのは肉が衰えるためではなく、骨の気が絶して肉が骨に着かなくなるからである。歯と共に黒い髪の毛もまた腎の外候である。その潤いがなくなるのは足少陰の気が絶した証拠なのである。

このような症状が戊の日と己の日に見られるのは大変危険なしるしである。戊と己はどちらも土気の旺ずる時であり、この時は水の性質を持つ足少陰経は最も力を発揮しにくい時である。だから戊の日に症状が重くなり、

己の日に至っていよいよ腎と骨は枯れるのである。これは日ばかりでなく、月や年でも同じである。

　記号Bは足太陰の気が絶した症状を述べている。唇すなわち粘膜は肌肉と共に足太陰の主りである。その気が絶する時は唇をはじめ粘膜に艶と張りがなくなり、肉がふくらんだように見える。唇が反り返るのは肌肉が目立つという症状である。このような症状が見られると、土を尅する甲の時に悪くなって乙の時に死ぬのである。

　Cの「足厥陰の気絶する時は筋縮り、卵引きて舌を巻く」は肝経が絶した時の症状を言ったものである。「筋縮り」はいずれも筋の変化である。例えば老衰の患者を見ていると、膝を立てたまま寝ている者がある。これは膝の関節が曲がって伸びなくなった状態で、ここでいう「筋縮り」に当たる症状の一つである。次の「舌を巻く」というのも舌は筋肉の固まりだからである。また「卵引きて」というのは陰茎が小さくなって睾丸が上に上がり、恥骨の前の方に張り付くような状態になることである。性器は足厥陰経のめぐる所であるために、肝経絶の症状は筋と性器に現れるのである。これを本文では「筋は陰気にあつまり、而して舌本にからむ」と説明している。これらの症状が見られると木を尅する庚が回ってきた時に悪くなり、辛の時になると死ぬのである。

　Dは肺経が絶した時の説明である。肺経、すなわち手太陰の経は表面に気をめぐらす作用を持っている。その働きがなくなると皮膚の栄養は阻害され、毛髪は抜け落ちる。そして「津液去る」とはそこに水分がなくなる状態で、皮膚表面がカサカサに乾いてしまうことを意味する。

　なお足少陰の絶にも「髪は潤沢無し」という一節があるが、その違いは色を失って髪の毛が白くなるのが足少陰の変化であり、潤いを失い抜け落ちるのが手太陰の変化である。手太陰の経は金の性質を持つ経であり、それを尅する丙の時に悪化して丁の時に死亡するのである。

　Eは手の少陰、すなわち心経の絶について述べている。手の少陰は血をめぐらす作用を持っているが、それが絶すると血が流れなくなり、表面の

色が黒く煤のように見える。火性である心経の絶はそれを尅する壬の時に悪くなり、癸の時に死亡するのである。

　次にＦは三陰の絶、Ｇは六陽の絶となっている。ここの三と六は「どの経の絶かは分からないが、絶が全体に広がってしまった」の意味に取るべきである。本文中の「目瞑して志を失う」は陰の症状であり、「腠理泄して絶す」は陽の症状に属する。したがって三陰と六陽は「内部の症状なら陰の絶、外に現れる症状なら陽の絶」と解釈すべきである。

　Ｇの「陰陽あい離る」は死期によく見られる症状を言ったものである。例えば老衰で死亡する患者などには死亡の数日前から、身体は虚しているのに陽の症状が現れるといった状態がよく見られる。このような症状は陰陽が交流しなくなった証拠であり、この時には皮膚に張り付いた玉のような大粒の汗（貫珠の如し）を見るのが特徴である。

　要するにここに述べられているのは死期に見られる五臓の症状（ＡからＥ）と、陰陽の症状（ＦとＧ）だけである。始めに「手足三陰三陽の気已に絶す」と言いながら、十二経に分けなかった理由は、死亡する時は結局五臓の気が絶する（先天の気が尽きる）からである。実際に死ぬ時は多くの場合ここに書かれているＡからＥまでの段階をいくつか経過した後に、ＦまたはＧのような形をとって臨終を迎えるのが普通である。しかし現代医療の下ではこのような形はまったくの昔語りになってしまったと言ってよい。

　結局二つ目の「吉凶を知るべきやいなや」という問いの答えは、症状が現れた日の干支を見てそれが絶してしまった臓器を尅す日であれば凶、そうでなければまだ数日はもつ可能性が残されているということである。そして三陰の絶、あるいは六陽の絶となった場合は結びの文章のように「旦に占て夕に死す。夕に占て旦に死す。」という状態、つまりあと半日、あるいは残り数時間の命ということになる。

　以上のように本難の内容だけを見ていると、どうしても死をテーマとしているかのように見えてしまうが、前述の二十五難と共にこの内容を考えてみれば、やはり二十三難に言う「終始」、つまり生命の形を説明したもの

であることがよく理解できるのである。

経絡II ― 奇経・十五絡

　ここでは主に緊急事態に対処するための器官について考えてみよう。いわゆる十二経の作用は、榮衛を通行させることによって正常な生命活動を支えることにある。ところがそれで済む時は良いが、病気によっては生命を脅かすような事態も起こり得る。そのような場合に一旦病邪を処理して、できる限り害を少なくするための器官が存在する。それが奇経と十五絡である。奇経については二十七難から二十九難まで、また十五絡については二十六難に述べられている。絡脈は決して十五だけではないが、古来からその代表として十五種類を上げているのである。
　まず奇経から見ていくことにしよう。

二十七難

[原文]

二十七の難に曰く。脈に奇経八脈有りて、

経（の中にも）
二十七難曰。　　脈有奇経八脈者、

十二経に拘らざるは何ぞや。然るなり。陽維有り、陰維有り、

不拘於十二経何也。　　然。　　有陽維、　有陰維、

陽蹻有り、陰蹻有り、衝有り、督有り、任有り、

有陽蹻、　有陰蹻、　有衝、　有督、　有任、

帯の脈有り。およそこの八脈は皆経に拘らざる故に

有帯之脈。　凡此八脈者皆不拘於経故

「奇経八脈」というなり。経に十二有り、絡に十五有り。

曰奇経八脈也。　　　　経有十二、　絡有十五。

凡そ二十七気、あい随いて上下す。何ぞひとり経に拘らざるや。然るなり。

凡二十七気相随上下。　　　　何独不拘於経也。　　　然。

聖人は図りて溝渠を設け、水道を通利し、以て不然に備う。

聖人図設溝渠、　　　　通利水道以備不然。

天雨降下し、溝渠溢満すればぼうはい妄りに作る。

天雨降下、溝渠溢満霧需妄作。 _注

まさにこの時に当たり、聖人は図りて復することあたわざるべし。

当此之時、　　　　聖人不能復図也。

これ絡脈は満溢するも諸経は拘りて復することあたわざるなり。

此絡脈満溢諸経不能復拘也。

注：霽霈妄りに作る。＝霽霈は洪水などの不慮の災害を意味する。またその
　　後は「みだりになす」と読んでも良い。

【解説】

　本難は奇経の存在理由を述べた所である。

　問いの文章では「奇経八脈が十二経と関係が無いのはなぜか？」ときい
ている。臓病というほどではないが、十二経の治療をしても治らない病症
があり得る。そのような病症の存在を指摘して「十二経に拘らず」と言っ
たのである。

　その理由として「聖人は図りて溝渠を設け、水道を通利し、以て不然に
備う。」と述べている。溝も渠も「みぞ」という意味である。賢い政治家は
治水事業に力を入れるものである。例えば運河のようなものを作って水の
道を整備し、不慮の災害に備える。もしも大雨が降った時に普通の溝が溢
れると、いかに聖人と言えども元に戻すことはできない。そこで「図りて
溝渠を設ける」のである。ちょうどその災害防止の運河のような役割を果
たすのが奇経である、というように古代人は解釈していたわけである。こ
こではまだ症状までは述べていないが、奇経を用いる場合の条件を述べた
ところである。

　ここでは奇経が非常事態の時に役立つ設備に例えられている。したがっ
て奇経の病症は直接に外邪が入ったものではなく、正経の病が慢性化して
処理しきれなくなった場合に、やむを得ず邪を送る所である。外からの邪
をいかにして無害なものにするか、あるいは被害を最小限に食い止めるた
めの役割を担っているのが奇経である。ただその時に「これ絡脈満溢するも」
と述べられていることから、十二経には関わり無いが、少なくとも十五絡
に影響があることだけは確かである。この部分は『素問・繆刺論』の内容
とは若干矛盾しているように見える。そのことは後で述べるとして、難経
の考え方を要約すると次のように言うことができよう。

　外邪がまず陽経に入って陽実症になる。それで治らない場合は次に十五

絡の病症に変わり、なおかつそれでも治らない場合に奇経の病症になる。したがって奇経の病症には完全な急性はあり得ないわけである。仲々治らない病症で、しかも比較的苦痛の大きい病症である。病症については二十九難に述べられている。

　なお本難の文末は明らかに結びの文章が脱落した形である。すなわち「これ絡脈は満溢するも、諸経は拘りて復することあたわざるなり」は前に述べた例えを本題に戻しているだけで、これが結びの文章とは思えない。普通ならその後に「故有奇経八脈也。」（故に奇経八脈有るなり。）と付けるのが本来の形である。このような不完全な終わり方をしている理由は、本難から二十九難までの内容が一体のものだからである。

　続いて奇経八脈の流注について見ていくことにしよう。

二十八難

[原文]

二十八の難に曰く。それ奇経八脈は既に、

二十八難曰。　　其奇経八脈既

十二経に拘らず。皆いずれに起こりいずれにつながるや。然るなり。
　　　　　（と聞いている）
不拘十二経。　皆何起何継也。　　　　　　　然。

督脈は下極の兪に起こる。脊裏に並び、上りて風府に至り、
①
督脈者起於下極之兪。　並於脊裏、　上至風府、

入りて脳に属す。任脈は中極の下に起こり、以て毛際に上る。

②

入属於脳。　　　任脈者起於中極之下、以上毛際。

腹裏をめぐりて関元に上り、喉咽に至る。衝脈は気衝に起こり、

③

循腹裏上関元、　　　　　至喉咽。　衝脈者起於気衝、

足陽明の経に並ぶ。臍を夾みて上行し、胸中に至りて散ずるなり。

並足陽明之経。　夾臍上行、　　　至胸中而散也。

帯脈は季脇に起こり、身を廻りて一周す。

④

帯脈者起於季脇、　廻身一周。

陽蹻の脈は跟中に起こり、外踝を循りて上行し風池に入る。

⑤

陽蹻脈者起干跟中、　循外踝上行入風池。

陰蹻の脈もまた跟中に起こり、内踝を循りて上行し喉咽に至りて

⑥

陰蹻脈者亦起於跟中、　　循内踝上行至喉咽

交わりて衝脈を貫く。陽維・陰維は身を維絡す。

⑦　　⑧

交貫衝脈。　　　陽維陰維者維絡干身。

　　溢畜して還流し、諸経を潅漑することあたわざる者なり。

十二経

　　溢畜不能還流潅漑諸経者也。

ゆえに陽維は諸陽の会に起こり、陰維は諸陰の交に起こるなり。

故陽維起於諸陽会、　　　　　陰維起於諸陰交也。

聖人の溝渠を図り設くるに比するなり。溝渠満溢して深湖に流る。

比于聖人図設溝渠。　　　　　溝渠満溢流于深湖。

故に聖人は通ずるに拘ることあたわず。而して人の脈も隆盛にして、八脈に入りて而して

故聖人不能拘通也。　　　而人脈隆盛、　　　入於八脈而

環周せず。故に十二経もまたこれに拘ることあたわざるなり。

不環周。　故十二経亦不能拘之。

それ邪気を受く。畜る時は腫熱す。砭してこれを射るなり。

其受邪気。　　畜則腫熱。　　砭射之也。

【解説】

　本難は二十七難の内容のうち、奇経の流注について述べたところである。

　問いの文で「既に」というたった一字で「前の二十七難において『奇経八脈は十二経に拘らず』と述べたが」の意味を表している。ここではその奇経八脈が「どのような流れ方をしているのか？」と尋ねている。

　答えとしてまず督脈は「下極の兪に起こる」と述べている。下極の兪とは会陰穴の奥のことで、そこから督脈の流れが始まる。「脊裏に並び」は背部正中線の深い所の意味であり、そこを通って「上りて風府に至る」ことになっている。ここの風府は穴名ではなく、後頚部の辺りの漠然とした部位を指している。風邪が入るのは頚部や肩部からであり、その辺が冷えて起こるためにこのような言い方をしているのである。

　そして最後は「脳に属す」とあるところから、督脈の病症には精神症状も含まれることが分かる。

　続いて任脈は「中極の下に起こる」とある。表現こそ違うが、中極の下は督脈の起こる所と同じである。また「腹裏をめぐりて関元に上り、喉咽に至る。」は「腹部・胸部の正中線の深いところを通って咽喉に至る」の意味である。

　③の衝脈は「気衝に起り、足陽明の経に並ぶ。臍を夾みて上行し、胸中に至りて散ずるなり。」は気衝から前胸部まで胃経と並んで流れるのである。

　続いて帯脈は「季脇に起こり、身を廻りて一周す。」となっている。その名のとおり、この経は帯のように躯幹を一周して、躯幹を通るすべての経と連絡している。

　次に「陽蹻の脈は跟中に起こる」とは「踵の中から始まる」の意味である。「外踝を循りて上行し風池に入る」は膀胱経の外側を通って風池に至るのである。ここの風池は穴名と見てよい。

　陰蹻の脈もやはり踵の中から始まり、腎経と並んで下肢・腹部の前面を上って咽喉に至る。この経は「交わりて衝脈を貫く」とあるように、衝脈の病症と深い関りをもっていることも分かる。

　また「陽維・陰維は身を維絡す」とは陽経の循環が上手くいかない時は陽維脈の病症が起こり、陰経の循環がうまくいかない時は陰維脈の病症が起こるということである。ここは具体的ではないので、陽維・陰維の流注を『鍼灸聚英』から拾ってみると、次のように述べられている。
「陽維の脈、其れ脈気の発する所金門より別れ、以て陽交を郄と為す。手足太陽及び蹻脈と臑兪に会す。手足少陽と天髎に会す。又肩井に会す。足少陽と陽白に会す。本神・臨泣に上り（更に）上って正営に至る。脳空を循り、下りて風池に至る。」とある。これはおおよそ胆経と並行して走る形である。なお風池のあと風府と瘂門にも通じている。

　一方陰維の脈は「其れ脈気の発する所陰維の郄、名づけて築賓と曰く。足太陰と腹哀、大横に会す。又足太陰・厥陰と府舎・期門に会す。天突・

廉泉にて任脈と会す。」と書かれている。おおよそ足は腎経それに腹部と胸部の前側を通って任脈に合する、という走り方をしている。言うまでもなくこれらの穴を結べば、その経の流れが見えてくる。

　最後はもう一度二十七難の内容を繰り返している。言い換えれば奇経は十二経がもてあました邪を引き受けて、それを処理する機関であることをもう一度説いているのである。ここでいう"聖人"は生命力または先天の気を指している。

　そして最後に「邪気が（奇経に）たまる時は腫れたり熱をもったりする。砭石を以てそれを出すのである」と述べている。言わばこれが奇経病症の治療法である。要するにそれぞれの経と関係のある穴に瀉法を行うという意味である。

　難経の中で、奇経の治療法を述べているのは後にも先にもここだけである。だがここも奇経の説明を終了しているわけではないので、結びの文章は付けられていないのである。

二十九難

［原文］

二十九の難に曰く。奇経の病を為すこといかに。然るなり。

二十九難曰。　　奇経為病何如。　　　　　　然。

陽維は陽をつなぎ、陰維は陰をつなぐ。陰陽自ら維ぐことあたわざれば

陽維維干陽、　　陰維維干陰。　　陰陽不能自維

すなわち悵然として志を失い、溶溶として自ら収持することあたわず。
　　注1　　　　　　　　　　　　注2
則悵然失志、　　　　　溶溶不能自収持。

陽維の病を為すは寒熱を苦しむ。陰維の病を為すは心痛を苦しむ。

陽維為病苦寒熱。　　　　　　陰維為病苦心痛。

陰蹻の病を為すは陽緩みて而して陰急なり。陽蹻の病を為すは陰緩みて而して陽急なり。

陰蹻為病陽緩而陰急。　　　　　陽蹻為病陰緩而陽急。

衝の病を為すは逆気して裏急す。督の病を為すは脊強ばり厥す。

衝之為病逆気而裏急。　　　　督之為病脊強厥。

任の病を為すはそれ内苦結す。男子は七疝を為す。女子は瘕を為し、

任之為病其内苦結。　　　　男子為七疝。　　女子為瘕、

聚を為す。帯の病を為すは腹満ち、腰溶溶として水中に坐するがごとし。

為聚。　帯之為病腹満、　　　腰溶溶若坐水中。

これ奇経八脈の病を為すなり。

此奇経八脈之為病也。

> 注 1：悵然として＝「驚いたように」から転じて「突然に」の意味になる。
> 注 2：溶溶として＝腰がふらふらして力が入らないこと。

【解説】

　本難は奇経八脈のまとめであり、その病症を述べたところである。

　まず始めに述べているのは陽維脈と陰維脈の間が交流しなくなった状態で、我慢に我慢を重ねた結果起こる症状である。文中の「悵然として志を失い、溶溶として自ら収持することあたわず」はいわゆる昏睡状態ではなく、

意識がもうろうとして判断力を失った状態のことである。腰がふらついて立っていることができずに倒れてしまう、陽維脈と陰維脈が交流しなくなるとそんな状態になる。しかし奇経の症状はあくまでも経病であって臓病ではないから、決して脳卒中のように後遺症を残すものではない。したがっていわゆるヒステリー発作などは陰維脈の病症に当たると考えられる。このような場合は後で記憶があいまいであることが少なくない。

　これは筆者の経験した患者である。台所で意識を失った54歳の主婦が、病院に運ばれてすぐに意識を取り戻した。周囲との応対は見た目には普通であったが、その後10日間の記憶がまったくなかったという例がある。そのような場合の症状が「悵然として志を失う」ではないかと考えられる。

　次に「陽維の病を為すは寒熱を苦しむ」は、今で言う自律神経失調症のようなものではないかと考えられる。例えば汗の出方と体温の調和がとれなくなるような症状がある。熱くもないのに汗が吹き出たり、かと思えばまたすぐに寒くなるといった症状である。俗に「更年期障害」による症状の一種と思われているものである。また「陰維の病を為すは心痛を苦しむ」は本当の胸内苦悶とはちがい、胸部の周囲がこって胸苦しさを覚えるといった症状を意味する。いずれにしても陽維脈と陰維脈の症状は今で言う自律神経機能の慢性的な障害によるものと考えてよい。

　次に陽蹻と陰蹻の症状は、陰陽の緊張状態の不調という意味のことが述べられている。「陰急なり」は腹部や胸部の症状があるということであり、「陽急なり」は背部や腰部、それに下肢後面に痛みを表す症状全般のことである。

　衝の病は「逆気して裏急す」も腹部の症状全体を指すが、特に下腹部の痛みを有する者が中心である。そして督の病の「脊強ばり厥す」は背部に痛みを発して手足が冷たくなる症状を言う。

　任脈の病症としては「それ内苦結す」とある。苦結は積ではないが、内部に何らかの塊りを作る病気である。したがって「男子は七疝を為す」は現在でいうそけいヘルニアや精索の痛みと同じである。また「女子は瘕を為し、聚を為す」も同様に下腹部の痛みや塊りを生ずる病のことである。

いずれも筋が緩んで内容物を納めることができないという病態が主であって、決して結が主ではない。それで「内苦」が付けられているのである。

　最後に帯脈の病症を「腹満ち、腰溶溶として水中に坐するがごとし」と述べている。これは腹が張って足腰がひやひやと冷える、という症状である。

　もちろんここに述べられている症状がすべてではない。いずれも奇経の代表的なものを上げているだけであり、全体としては慢性化しつつある自律神経失調症のようなもので、しかも比較的苦痛の強い症状を意味している。なおかつ正経の治療では効果が見られない場合に、奇経の病症と定めるのである。

　本難を読むと誰でも疑問に思うことがある。奇経の最後を飾る難でありながら、治療法には一切触れていない点である。もちろん前の難の終わりに一言だけ述べられているが、その後で病症を述べたことには著者の何らかの意図があったものと考えられる。その答えとして本難の内容は、正経と奇経の鑑別診断を目的として置かれたと見るのが自然である。

　そこで奇経の病症が起こり得る条件を考えてみると、次のような五つの可能性がある。

　　(1) 後天の気が弱すぎる場合。
　　(2) 邪の強さが異常に強い場合。
　　(3) 先天の気がやや弱い場合。
　　(4) (2) と (3) が合併した場合。
　　(5) 治療をせずに陽実症を我慢していた場合、及び陽実症の処置を誤った場合。

　まず、後天の気が弱い場合は徐々に陽虚症になっていくので、(1) は奇経の病症とはなり得ない。また邪の強さが異常に強い場合は激しい陽実症になるので、これも奇経の病症とはなりにくい。また (3) の条件がひどくなれば八難に言う「急死」の形をとってしまうので、それがやや弱い状態でなおかつある程度胃の気が回復している場合は、邪が出ていかずにどこかに留まることになる。そのような状態の時に起こるのが奇経の病症では

ないかと考えられる。そして（4）は陰実症の形をとるので、奇経の病症とはならないのが普通である。

　本難に挙げられている病症例を見れば、腎の変動と関係の深い症状が多いことに気付くはずである。それ故に「先天の気が弱い時に見られる」という見方もある程度は理解できる。ところが先天の気が弱いのに胃の気だけが強くなることは論理的に矛盾している。そうなると（5）が最も現実的で可能性が高いことになる。患者が我慢していた場合は別として「陽実の処置を誤る」とは本来の邪の逃げ道を誤って、例えば関係のない穴に瀉法を行ったとする。そうすると逃げ出す道が開いていないために、邪が経絡の中を迷走することになる。その結果奇経に入り込むのではないかと筆者は考えている。陰の補いができていれば邪が臓腑に入ることはないが、瀉法の穴が適当でないと邪を追い回す結果となり、このような症状が起きて来るのである。

　以上のように奇経の病症はある特定の条件が揃った時に起きるものであって、どんなものでも奇経の病症と見るのは正しくない。大切なことは邪が入ってからそこに至るまでのプロセスなのである。

　次は奇経と同じ生命体の保護システムである十五絡について考えてみよう。

二十六難

[原文]

二十六の難に曰く。経に十二有り。絡に十五有り。

二十六難曰。　　経有十二。　　絡有十五。

余の三絡はこれいずれの絡なりや。然るなり。陽絡あり。陰絡あり。
注

余三絡者是何等絡也。　　　　　然。　　　有陽絡。　有陰絡。

脾の大絡有り。陽絡は陽蹻の絡なり。

有脾之大絡。陽絡者陽蹻之絡也。

陰絡は陰蹻の絡なり。　故に絡に十五有るなり。

陰絡者陰蹻之絡也。故絡有十五焉。

　　注：余＝「他の」と同じ意味。ここでは「十二経以外の」という表現になる。

【解説】

　本難には問題が二つ有る。一つは絡の役割であり、もう一つは二十七気の意味を問うことである。

　絡とは経と経を結んで横に走る脈のことを言う。その数は十五どころか無数に存在するが、これを十五と定めたところに本難の大きな意味がある。

　生命体は自然界の一部であるとする考え方が鍼灸医学の前提であったから、生体に関わる数字も自然界のそれと合わせる必要があった。だから経の数は一年の月数と同じ十二であり、穴の数は日数と同じ三百六十五になっている。十五絡もこのことと関係がある。すなわち、古くは自然界のすべての気を二十七気と考えていた。生命体の脈の数もそれと同数にすることが矛盾を生じない根拠となる。だから二十七気は理論的に考えられた数字であって、臨床的にはいまひとつ疑問が残るところである。

　なぜ二十七気とするかにはいろいろな考え方が有る。一つは四方の星座の数と同じ二十七としたとする考え方であるが、実際に暦に載っている星座の数は二十八宿と呼ばれるもので、数が一つ多くなっている。また二十七という数字は最大の数九と生体の変化を主る数三を掛け合わせた数では

ないかと見ることもできる。しかしここではもっと簡単に考えて、十二経
と合わせて榮衛のすべての通り道を代表する数という程度に見れば良い。

　次に十五絡の臨床的な意味についてだが、本文では「余の三絡は、これ
いずれの絡なりや」と言い、十二経の絡以外の三つの絡だけを問題にして
いる。本難ではここの「余」の一字が非常に重要である。

　参考までに『素問・繆刺論』の絡の役割を見てみると、次のように述べ
られている。

　　(1) 邪が形を侵す時は、必ずまず皮毛に舍（やど）る。

　　(2) 留まりて去らざれば、入りて孫脈に舍る。

　　(3) 留まりて去らざれば、入りて絡脈に舍る。

　　(4) 留まりて去らざれば、入りて経脈に舍り、内五臓六腑に連なり、
　　　　腸胃に散ず。

これを見ると、絡脈の病症は三番目の段階になっている。つまり『素問』
では絡脈の病症は経脈が侵される前の段階、すなわち「絡脈で邪の処理が
できなかった場合に経脈に入り込む」というように表現している。

　一方『二十七難』の終わりの所には「これ絡脈は満ち溢るるも、諸経は
拘りて復することあたわざるなり」と書かれている。つまりこちらは「経
脈が満ち溢れて邪の処理ができなくなった時に、これに代わって絡脈が邪
の処理を行うのである。それでもなお絡脈も満ち溢れてしまった場合に、
奇経の病症が起こることになる」とする考え方である。

　すでにお気付きのように、絡脈についての表現が『素問』と難経とでは
文章的に矛盾しているように見える。すなわち『素問』では「経脈よりも
先に邪を処理する所」と言い、難経では「経脈よりも後、奇経よりも先に
邪を処理する器官である」と言っている。けれども本難の内容をよく検証
してみると『素問』と難経との間に矛盾はないことが分かる。

　先に「本難では『余』の一字が非常に重要である」と述べたが、ここの
「余」の字には次のような意味が込められている。すなわち「十二経の絡に
ついては『素問』でも述べられているように、経脈よりも先に邪を処理す

る所である」という意味である。難経の場合は二十七難の内容を後に出す
ことを見越して「余の三絡」を問題にした理由がここにある。

　すなわち「余の三絡」とは陽蹻の絡と陰蹻の絡、それに脾の大絡の三つ
を言う。

　陰蹻脈と陽蹻脈を腎経の別絡とすれば、脾の大絡は中焦の別絡と見るこ
とができる。言い換えれば中焦は後天の気であり腎は先天の気である。つ
まり陽蹻の絡と陰蹻の絡を先天の気の予備組織であると見れば、余の三絡
はいずれも先天の気と後天の気の予備組織ということになる。すなわち十
五絡は全体として生命活動を守る安全装置となっているのである。『素問』
と難経の間に矛盾が有るように見えたのは、一面的な文章表現の違いによ
るためであって、絡脈に邪が入るのは経脈より後でも先でも良いのである。
要するに絡脈は十二経の安全を保障するための器官であり、十五絡はその
代表として述べられているだけなのである。

　心には心包があり、十二経には十五絡が有る。更に奇経も非常時に働く
安全装置であると考えれば、生命体は多くの安全装置によって守られてい
ることが分かる。

　要するに二十五難から二十九難までは十二経の守りを中心に、生命体の
安全装置について述べられていたわけである。この考え方は難経全体に一
貫して流れている生命力への崇拝と畏敬の念を示すものと見ることができ
よう。

まとめ

　ここまでは東洋医学の最も基礎的な内容を選んで述べてきたが、筆者は
これだけの中に既に難経の一つの特長が現れているように思う。それは簡
潔な文章と詳しい文章の使い方の違いに現れている。

　本章の中で詳しい文章といえば二十三難と四十二難である。それ以外は

おおよそ簡潔な文章と言ってよい。二十三難と四十二難の内容は非常に論理的ではあるが、少々無理なところもあって、取り方によってはこじつけと思えるところも少なくない。しかしたとえこじつけであろうと、その論理は完璧なまでの陰陽論によって貫かれている。

　一方、簡潔な書き方をしている文章は原理・原則を述べたものであり、非常に奥深い内容のものが少なくない。それだけ応用範囲の広い臨床的な示唆を含んでいる、と見ることもできる。はじめに「基礎理論と言っても決して退屈な生理学ではない」と述べたのもそのためである。だから読み方によっては非常に多くの臨床的な内容を含んでいる。もしもこれらの内容が退屈に感じられるとしたら、まだまだ充分な読み方をしているとは言えないのである。

　なお、本章は生命観から説き起こしてその伝達システムである三焦を考え、更に臓腑と経絡について見てきたが、本来これは順序が逆である。なぜかというと、東洋医学的な流れとしてはまず病症や診断・治療を経験して、それを体系的にまとめてでき上がったのが生命観や三焦論である。だから決して理論が先に有ったわけではない。ただ本書では何よりも読者の理解しやすいような構成にするために、結論を先に出すという手法を用いただけである。あくまでも経験した事実を集大成した結果、でき上がったのがこれらの理論であるという本質だけは、とらえておく必要があるのではないかと思う。

第3章 病症論

■病症についてはおおよそ四十八難から六十難までの間に書かれている。ここではそれらの難に三十四難を加えて、先ず病因の問題から考えてみたいと思う。

外邪と内傷

　病因の中で最も基本的なものが外邪と内傷である。内傷は三十四難にまとめられ、外邪は五十八難に述べられている。ここは内傷から先に見ていくことにしよう。

三十四難

[原文]

三十四の難に曰く。五臓おのおの声色臭味有り。
　　　　　　　　　A
三十四難曰。　　五臓各有声色臭味。

皆以て明らかに知るべきやいなや。然るなり。十変に言う。
　　イ　　　　　　　　　　　　　　　　注1
皆可暁知以不。　　　　　然。　　十変言。

肝の色は青。その臭は臊。その味は酸。その声は呼。その液は泣。

肝色青。　　其臭臊。　　其味酸。　　其声呼。　　其液泣。

心の色は赤。その臭は焦げ臭い。その味は苦。その声は言う。その液は汗。

心色赤。　　其臭焦。　　　　其味苦。　　其声言。　　其液汗。

脾の色は黄。その臭は香。その味は甘し。その声は歌。その液は涎。

脾色黄。　　其臭香。　　其味甘。　　其声歌。　　其液涎。

肺の色は白。その臭は腥し。その味は辛し。その声は哭。その液は涕。
　　　　　　なまぐさし
肺色白。　　其臭腥。　　　其味辛。　　其声哭。　　其液涕。

腎の色は黒。その臭は腐。その味は鹹。その声は呻く。その液は唾。

腎色黒。　　其臭腐。　　其味鹹。　　其声呻。　　其液唾。

是五臓の声色臭味液なり。

是五臓声色臭味液也。

五臓に七神有り。おのおのいずれの所に蔵するや。然るなり。
　B
五臓有七神。　各何所蔵耶。　　　　　　　　然。

臓は人の神気舎り蔵する所なり。故に肝は魂を蔵し、肺は魄を蔵し、
　ロ　　　　　　やどり
臓者人神気所舍蔵也。　　　　故肝蔵魂、　　　肺蔵魄、

心は神を蔵し、脾は意と智とを蔵し、腎は精と志とを蔵するなり。

心蔵神、　　脾蔵意與智、　　　腎蔵精與志也。

　注：十変に言う。＝『十変』という書物は現在伝わっていない。

【解説】
　本難は文章の上では二つの部分からなっている。前半を記号Ａとし、後半を記号Ｂとして示してある。先ず前半は五臓の「声色臭味」について述べている。この部分は『素問・五臓生成篇』の要点をまとめたものである。また後半は五臓の持つ精神作用について述べた部分である。

　質問の内容も答えの部分も実に巧みに真意を伏せているので分かりにくいが、本難の真意を解く鍵は記号イの所、すなわち「皆以て明らかに知るべきやいなや」の一節にある。しかし文章の組み立て方がどうであれ、内容が具体的なので解説はさほど難しくない。最も的確にこれを読む為には原文中の前半と後半を入れ替えるだけで良い。そこで先ず本書では後半の方から先に説明をしていくことにする。

　後半では「五臓はそれぞれ特定の精神作用を蔵する」と述べている。この精神作用こそ実は臓と腑の最も異なる所である。腑はいかに重要であろうとも精神作用を有していないので、食物や不要な物質を処理するだけにすぎない。言い換えれば腑は命令されるだけの存在であり五臓はそれを支配し働かせる立場である。従って五臓には内より湧き出すエネルギーがある。そのエネルギーこそが精神作用、すなわち"七神"である。

　次にＢの質問で「五臓に七神が有るというが、それぞれどの臓に納めているのか」と聞いている。それに対してまず「臓は人の神気舎り蔵する所なり」と答えている。この一節がいわば五臓の定義である。けれどもこれらの臓器に一つずつ作用が配当されているわけではなく、脾と腎だけは二つずつ配当されている。これは脾が後天の気を納め、腎は先天の気を納め

る器官である為に、この二蔵だけは他の臓器よりも余裕を持っているということである。

　以下は神気、すなわち精神作用の各論を述べている。それによると、

　　　「肝は魂を蔵す。」

　　　「肺は魄を蔵す。」

　　　「心は神を蔵す。」

　　　「脾は意と智を蔵す。」

　　　「腎は精と志とを蔵す。」となっている。

　このうち心の作用である「神」が“意識”を指していることは容易に理解できる。現在でも「失神」という言葉が残っているのを見ても分かる。しかし他の四つは非常に抽象的で分かりにくい。

　七神の作用を理解する為には、いわゆる「七情の乱れ」を裏返してみると分かり易い。七神の作用が高ぶると七情の乱れを起こすからである。例えば魂を使い過ぎると「怒り」を表し、魄を使い過ぎると「悲しみ」を表す。魂と魄はどちらも「たましい」と読む字であるが、その違いは魂が陽で魄は陰のたましいという意味である。それで魂は積極的な行動の原動力となり、魄は消極的な行動力、環境に適用する力となるのである。具体的に言うと「消極的な行動力」とは我慢する力、すなわち忍耐力のようなものである。また積極的な行動力とは意欲の強さと考えて良い。

　同じように「意と智」は「憂いと思い」の元であり、「精と志」は「恐れと驚き」の元である。精は生命の守りであるから、それが傷れると恐れになるのである。

　意と智は食欲や睡眠の欲を発すると考えられる。例えば鬱病患者を見ていると、不眠がひどい時ほど鬱状態がひどくなる傾向が見られる。この事実は智を傷る為と考えられるからである。

　これだけなら何でもない生理学である。ところが前半に声色臭味を加えた所に意味がある。そのおかげでこの難は病態生理学になっている。つまり『七神の作用が乱れた時に声色臭味などの変化として症状が現れる。』

と扁鵲は言いたいのである。例えば魄を使い過ぎ（傷れ）ると顔色は白くなり、腥い物や辛い味を好むようになる。或いは考えが悲観的になり、泣き声の様な声（哭）で話し、鼻汁（涕）を流すなどの症状が現れる。このような時は肺を補えば治すことが出来る、というのである。

　七情の乱れにはもう一つ問題がある。それは「喜びは心を傷る」と言われる点である。怒りや悲しみが体にとって有害であることは容易に理解できる。しかし喜びが有害であるという一説は理解しにくい。これは今の言葉で言うなら「心地よい」を通り越した「感動」のことではないかと筆者は見ている。例えばロックミュージックに酔いしれて失神する少女達は、まさに心を傷った結果ではないかと思われるからである。

　他の四つの臓器も同じように考えれば理解できる。つまり色は顔色の変化であるから望診所見のことで、声と臭いは聞診、味は問診所見と考えれば良い。ただ、臭いは術者の感じばかりではなく、患者自身の感じ方の変化として現れることもあるので、臭いと味は問診所見と見ることも出来る。その場合は特定の味や臭いが嫌になるとか、或いは反対に特定の臭いと味を好むようになる、といった変化として現れる。時には普段と変わらない物を食べても「何となく辛く感じる」というような形で見られることもある。このような症状を表したら、それは肺虚と見ることが出来る。同じように肝虚なら酸味を帯びて感じたり、脾虚であれば「何となく甘く感じる」と訴えるものである。

　また問いの文には書かれていないが、声色臭味の他に“液”の変化も重要である。それが答えの部分に書かれている「泣（涙）・汗・涎（よだれ）・涕・唾」である。

　以上の文章からＡとＢの共通点を考えてみると、記号イの「皆以て明らかに知るべきやいなや」の意味が分かってくる。つまり前半の「声色臭味液」を病の外証とすると、七神は病の内証を知る為の手がかりではないかということに気が付く。そこでこの問いの文章を完成させてみると、筆者の考えでは次の様になる。

「五臓之病、皆以不能見。皆可暁知以不。」

（五臓の病皆以て見ることあたわず。皆以て明らかに知るべきやいなや。）

　すなわち「目に見えない病を診断する秘訣を皆明らかに知ることが出来るのであろうか、それとも出来ないのであろうか。」という意味になる。

　こうして考えてみると本難の内容は実は臓腑説などではなく、陰虚症に対する診断の秘訣をまとめた内容だったことが分かる。ただ文章の配置が逆になっている為に、非常に分かりにくかっただけである。

　最後に本難から進める難を上げておくことにしよう。それには次の様な所がある。

　すなわち四十難、六十一難、三十七難、十三難などである。本書ではこの後、外邪を考える為に、五十八難に進むことにする。

五十八難

[原文]

五十八の難に曰く。傷寒にいくつ有りや。それ脈の変有りやいなや。

五十八難曰。　　傷寒有幾。　　　　其脈有変不。

然るなり。傷寒に五つ有り。中風有り。傷寒有り。湿温有り。

A

然。　　傷寒有五。　　有中風。　有傷寒。　有湿温。

熱病有り。温病有り。その苦しむ所おのおの同じからず。

有熱病。　有温病。　其所苦各不同。

中風の脈、　陽は浮にして滑、陰は濡にして弱。
　B　　　　　　　　　　　　　注1
中風之脈、陽浮而滑、　　陰濡而弱。

湿温の脈、　陽は濡にして弱、陰は小にして急。
　　　　　　　　　　　　　　注2
湿温之脈、陽濡而弱、　　陰小而急。

傷寒の脈、　陰陽倶に盛んにして緊濇。

傷寒之脈、陰陽倶盛而緊濇。

熱病の脈、陰陽倶に浮。これを浮かべて而して滑、これを沈めて緊濇。

熱病之脈、陰陽倶浮。浮之而滑、　　　　沈之緊濇。

温病の脈、　めぐりて諸経に在り。何れの経の動きかを知らざるなり。

温病之脈、行在諸経。　　　不知何経之動也。

おのおのその経の在る所に随いて而してこれを取る。
　　　　（邪の）
各随其経所在而取之。

傷寒、汗を出して而して癒え、これを下して而して死する者有り。
　C
傷寒有汗出而愈、　　　　下之而死者。

汗を出だして死し、これを下して愈る者有るは何ぞや。然るなり。

有汗出而死、　下之而愈者何也。　　　　　然。

陽虚陰盛は汗を出して而して愈え、これを上げれば即ち死す。

注3

陽虚陰盛汗出而愈、　　　　　　　上之即死。

陽盛陰虚は汗を出して而して死し、これを下せば愈ゆ。

陽盛陰虚汗出而死、　　　　　　下之而愈。

寒熱の病、　これを候うこといかに。然るなり。

D

寒熱之病、候之如何也。　　　　然。

皮寒熱する者は皮膚、席に近づくべからず。

皮寒熱者皮膚不可近席。

毛髪は焦がれ、鼻は藁れて汗するを得ず。

こがれ

毛髪焦、　　鼻藁不得汗。

肌寒熱する者は皮膚痛み、唇舌藁れて汗は無し。

肌寒熱者、皮膚痛、　唇舌藁無汗。

骨寒熱する者は、病安き所無し。汗注ぎて休まず。歯の本藁れて痛む。

骨寒熱者、　　病無所安。　汗注不休。　　歯本藁痛。

　　注1：濡＝「柔らか」「軟」と同じ意味。
　　注2：急＝「速い」の意味ではなく「引きつる」の意味である。「緊」より
　　　　　は弱い。
　　注3：これを上げれば＝「吐いた場合は」とか「吐かせる治療を行うと」の

　　　意味。
　注4：鼻は藁れて＝藁は「かれて」と読み、「燥」と同じく「かわく」の意
　　　味である。鼻に榮衛の作用が及ばなくなることを意味する。

【解説】
　本難は外邪性の病症をまとめた所である。
　先ず質問では傷寒の種類と脈の変化について聞いている。それに対する
答えとして四つの内容を答えている。本文中ではそれをＡ・Ｂ・Ｃ・Ｄの記
号で区別しておいた。Ａは外邪の種類、Ｂはその脈状、Ｃは予後、Ｄは鑑別
診断となっている。
　その中でＡの内容の二番目に、問いと同じ「傷寒」という言葉が出てく
る。問いの「傷寒」は広い意味の「外因」と同じで、答えの方の「傷寒」
は本当の寒邪を意味している。この違いは当時の風習が、傷寒を外邪性疾
患の代表と考えていたことに由来している。
　傷寒は「ぞくぞくする」という症状から始まる病気のことで、有名な『傷
寒論』もそうした習慣を考慮した上の命名ではないかと考えられる。また
外邪性の症状はいずれも始まり方が似ており、区別がつきにくい為にこの
ような形になったものであろうとも考えられる。従って問いの文章に限り
「傷寒」を「外邪」又は「外因」という意味に取るのが正しい。
　答えの中でＡは五種類の外邪が有ることを紹介している。
　すなわち①中風、②傷寒、③湿温、④熱病、⑤温病がそれである。臨床
的な症状で見ると、中風は、感覚異常や麻木（麻痺）を起こす疾患であり、
傷寒は激しい熱や痛みを起こす疾患、また湿温は身体がだるくて食欲がな
く、節々の痛む疾患である。熱病は口やのどが渇いて消耗していく疾患で
ある。そして温病はいつ罹ったとも分からず、突然色々な症状を表す疾患
である。
　Ｂではそれぞれの外邪の脈の特徴を述べている。ここで言う陰陽は十九
難などの場合と同じく寸口と尺中を意味する。すなわち陰は肘関節に近い

尺中部を、陽は腕関節に近い寸口部をそれぞれ指している。

　それによると中風は「陽は浮にして滑、陰は濡にして弱」となっている。これは中風になると上実下虚になるからである。これとは反対に湿温の脈は「陽は濡にして弱、陰は小にして急」である。また湿邪は下焦から入る為に陰の脈にやや緊張感のある「小にして急」という脈になるのである。

　狭い意味の「傷寒」の脈は「陰陽倶に盛んにして緊濇」という脈、熱病の脈は「陰陽倶に浮。これを浮かべて而して滑、これを沈めて緊濇」となる。傷寒も熱病も気血が凝滞するという意味では似ている。そこで双方に共通の「緊濇」という脈が見られるのであるが、傷寒の方がはるかに症状が激しいので「陰陽倶に盛ん」な脈になるのである。

　温病というのは外邪が入った季節と発病の季節が異なる為に、病のある経が分かりにくいのが特徴である。

　次にCでは予後について述べている。

「陽虚陰盛は汗を出して而して愈え、これを上げれば即ち死す。陽盛陰虚は汗を出して死し、これを下せば愈ゆ」となっている。これは一見逆のように思えるが、次の様に三十七難の一節をここに引用してみると何の矛盾もないことが分かる。

　陽虚陰盛とは三十七難によれば「邪、五臓に在るときは陰脈和せず。陰脈和せざるときは血これに留まる。血これに留まるときは陰脈盛んなり。陰気大いに盛んなるときは陽気相営することを得ず。故に格と曰く。」とある。つまり陽虚陰盛は「陰気大いに盛んなるとき」であり、その時に最も必要なのは「相営することを得ず」という状態の陽脈を通ずること、すなわち汗を出だすことなのである。もし仮に陽脈が通じていないのに、陰脈を促すようなことをすると、すなわち胃内の物を吐かせるような治療を行うと、それは実を実するだけなのである。

　同じ意味で、陽盛陰虚は「邪が六腑にあって気が留まり陽経脈が盛んになって陰経脈が通じていない状態」である。これを関という。そこへ陽脈を促す、すなわち汗を出だすような治療を行っても陰脈は通じるどころか、

返って死ぬことになる。陰脈が通じていない時には下して蔵と陰脈を通じさせてやることが大切なのである。この考え方が始めにも書いた「難経の治療目的は外邪を攻めることではなく、あくまでもそれを受ける病体の抵抗力を増すことにある」という実例である。

　そしてＤの内容は鑑別診断である。
「皮寒熱する者」とは病邪が最も浅い者で、皮毛は肺の主りである為に鼻が乾燥して毛がもろくなる。ここで言う毛髪は皮膚上の短毛のことである。また「皮膚、席に近づくべからず」は「ざわざわとして非常に不快な感覚が有る」という意味になる。

　ここで「寒熱」というのは「寒邪」が入ることもあれば「熱邪」が入ることもある。或は「寒さを感じたかと思えばまたすぐに汗をかく」といった症状も含まれている。要するにここは外邪であれば何でも良い、とにかくすべてを含んで「寒熱」と言っているのである。
「肌寒熱する者は皮膚痛み、唇舌藁れて汗は無し」とは病邪が脾に入り込んだ症状である。肌肉は脾の主りであり、これに病邪が入り込むと皮膚がずきずきと痛む。また唇や舌などの粘膜も脾の主りであるから、その機能が障害を受けることにもなるのである。ついでにその関連で言っておくと、現代の「花粉症」は粘膜の機能が障害（虚）された形であり、この文章とは逆に分泌が過剰になった形である。その場合も「肌寒する者」と言うことが出来る。本文中には「唇舌藁れて汗は無し」となっているが、実際には渇くだけでなく分泌過多も含まれる。

　三番目は「骨寒熱する者は、病安き所無し。汗注ぎて休まず。歯の本藁れて痛む」となっている。骨は腎の主りでありこれに病邪が入ると「骨寒熱」になる。「病安き所無し。汗注ぎて休まず。」は今で言う「身の置き所がなくて脂汗を流す状態」である。そして歯は骨が変化した物であるから、腎が病邪に侵されると歯の根本に栄養が行かなくなり、歯が傷んだり弱ったりするのである。

　ここでは浅い「皮寒熱する者」と深い「骨寒熱する者」それに中間の「肌

寒熱する者」の三種類しか述べられていないが、この他にも脈と筋の寒熱があるはずである。それを知るには二十四難を参考にすれば分かると思う。二十四難は経の絶について述べた所であるが、それよりも軽い状態と考えれば寒熱の症状を知ることが出来る。そこで二十四難を参考に脈と筋の寒熱について補足の文章を考えてみると、例えば次の様になる。

「脈寒熱する者は、血留まり流れず。色沢衰え顔面に艶なく、四肢は痺れ痛む。」ということになる。今ならこの症状はペースメーカーが必要な患者である。

　もう一つは「筋寒熱する者は舌を巻き、よく怒り、筋攣し強り痛む。」となるのではないかと思う。「舌巻き」は舌がもつれること、また「強り痛む」は運動痛のことである。

　最後の二つは難経の常識に基づいて筆者が補足したものであるが、ここで注意しなければならないことは「五十八難」と『傷寒論』の違いである。どちらも外邪の病症であることに変わりはないが、『傷寒論』は三陰三陽の六段階の分類であり、難経は五行分類になっている。言うまでもなく『傷寒論』は湯液の為の（最も適する）病症を述べたものであって、三陰三陽は決して鍼灸医学で言う病位ではない。だからそのどこを見ても、十二経の使い方などは書かれていないのである。これはあくまでも傷寒の"経過"と、それに必要な薬物の記載にすぎないからである。

　一方五十八難は鍼灸の為の病症分類であるから、邪の種類が分かるだけでは治療が出来ない。どんなに詳しく病症を説明しても、最後は必ず補うべき経と瀉すべき経に結び付かなければならない。五十八難の最後を病位の記述で結んでいるのはその為である。どこに弱った所（虚）が有り、どこに塞がった所（実）が有るのか、それが分からないと鍼灸で病気を治すことが出来ない。だから扁鵲は始めに五種類の外邪を上げることでここに内容の省略があることを教えているのである。一旦外邪の種類を述べておいて、それに対する治療法を述べるのではなく、最後に病位をまとめる手法は東洋医学の診断のプロセスに他ならない。つまり最後の病位は治療法

へのアプローチになっているわけである。

　こうして五十八難全体を眺めてみると、その内容の偉大さに驚く。すなわちAでは外邪の種類を知り、Bは脈状を知りCで陰陽虚実を定め、Dで寒熱の在る位置（病位）を知るという構成は、外邪の説明をしているように見せて、行間に東洋医学の体系そのものを述べているのである。治療技術の素晴らしさもさることながら、かくも短い文章の中にその体系を語り尽くした、扁鵲の文章力と構成力の巧みさには驚かされるばかりである。

五邪の病症

　次は五邪の起こす症状を見ていくことにしよう。五邪については四十九難と五十難に述べられている。

四十九難

［原文］

四十九の難に曰く。正経自病有り。五邪の傷る所有り。

四十九難曰。　　有正経自病。有五邪所傷。

何を以てこれを別たん。然るなり。憂愁思慮するときは心を傷る。

　　　　？　　　　　　　　　A　　　　やぶる
何以別之。　　　然。　　憂愁思慮則傷心。

形寒え冷飲するときは肺を傷る。恚怒し、気逆上して下らざるときは肝を傷る。
　ひえ　　　　　　　　　　　　いど
形寒飲冷則傷肺。　　　　　恚怒気逆上而不下則傷肝。

飲食労倦すれば脾を傷る。久しく湿地に坐し、強力して水に入るときは腎を傷る。

注

飲食労倦則傷脾。　　久坐湿地強力入水則傷腎。

これ正経自病なり。

是正経之自病也。

何をか五邪と謂う。然るなり。中風有り。傷暑有り。

B

何謂五邪。　　　　然。　　　有中風。　有傷暑。

飲食労倦有り。傷寒有り。中湿有り。

有飲食労倦。有傷寒。　有中湿。

これをこの五邪と謂う。例えば心病は何を以て中風これを得るを知るや。

C

此之謂五邪。　　　　仮令心病何以中風知得之。

然るなり。その色まさに赤かるべし。何を以てこれを言えば、肝は色を主る。

然。　　　其色当赤。　　　　何以言之、　　　肝主色。

自ら入りては青と為す。心に入りては赤と為す。脾に入りては黄と為す。肺に入りては

自入為青。　　　入心為赤。　　　入脾為黄。　　　　入肺

白と為す。腎に入りては黒と為す。肝の心邪と為す。故にまさに赤色なるべきを知る。

為白。　入腎為黒。　　　肝為心邪。　故知当赤色。

その病身熱して、脇下満痛す。その脈は浮大にして弦（なり）。

其病身熱、　　　脇下満痛。其脈浮大而弦。

何を以て傷暑これを得るを知るや。然るなり。まさに焦臭を悪むべし。

D

にくむ

何以知傷暑得之。　　　　　　然。　　　当悪焦臭。

何を以てこれを言えば、心の臭を主る。自ら入りては焦臭と為す。

何以言之、　　　　　心主臭。　　　自入為焦臭。

脾に入りては香臭と為す。肝に入りては臊臭と為す。腎に入りては腐臭と為す。

入脾為香臭。　　　　　入肝為臊臭。　　　　　入腎為腐臭。

肺に入りては腥臭と為す。故に心病みて傷暑これを得れば、まさに臭を悪むべきを知る。

入肺為腥臭。　　　　故知心病傷暑得之当悪臭。

その病身熱して而して煩し、心痛す。その脈は浮大にして散。

其病身熱而煩、　　　　　心痛。其脈浮大而散。

何を以て飲食労倦これを得るを知るや。然るなり。まさに苦味を喜ぶべきなり。

E

何以知飲食労倦得之。　　　　　然。　　　当喜苦味也。

虚は食を欲せずと為す。実は食を欲すと為す。何を以てこれを言えば、脾は味を主る。

虚為不欲食。　　　実為欲食。　　　何以言之、　　　　脾主味。

肝に入りては、酸と為す。心に入りては苦と為す。肺に入りては辛と為す。腎に入りては

入肝為酸。　　　　入心為苦。　　　　入肺為辛。　　　　入腎

鹹と為す。自ら入りては甘と為す。故に脾邪の心に入りては苦味を喜ぶと為すを知る。

為鹹。　自入為甘。　　　　故知脾邪入心為喜苦味也。

その病身熱して体重く、臥すること嗜み、四肢収まらず。

其病身熱而体重、　嗜臥、　　　　四肢不収。

その脈は浮大にして緩。

其脈浮大而緩。

何を以て傷寒これを得るを知るや。然るなり。まさに譫言妄語すべし。
F
何以知傷寒得之。　　　　　　然　　　当譫言妄語。

何を以てこれを言えば、肺は声を主る。肝に入りては呼と為す。心に入りては言と為す。

何以言之、　　　肺主声。　入肝為呼。　　　入心為言。

脾に入りては歌と為す。腎に入りては呻きと為す。自ら入りては哭と為す。
うめき
入脾為歌。　　　　入腎為呻。　　　　　自入為哭。

故に肺邪は心に入りて譫言妄語を為すと知るなり。その病身熱し、

故知肺邪入心為譫言妄語也。　　　　　其病身熱、

洒洒として悪寒す。甚だしきときは喘咳す。その脈は浮大にして濇なり。

しゃーしゃーとして

洒洒悪寒。　　　　甚則喘咳。　　　　　其脈浮大而濇。

何を以て中湿これを得るを知るや。然るなり。

G

何以知中湿得之。　　　　　　然。

まさに汗出でて止むべからざるを喜ぶべし。何を以てこれを言えば、腎は液を主る。

当喜汗出不可止。　　　　　　　何以言之、　　　腎主液。

肝に入りては泣と為す。心に入りては汗と為す。脾にり入りては涎と為す。

入肝為泣。　　　　入心為汗。　　　　　入脾為涎。

肺に入りては涕と為す。自ら入りては唾と為す。

入肺為涕。　　　　自入為唾。

故に腎邪の心に入りては汗出でて止むべからずと為すなり。

故知腎邪入心為汗出不可止也。

其の病身熱し、而して小腹痛み、足脛寒して逆す。

其病身熱、　而小腹痛、　　　足脛寒而逆。

その脈沈濡にして大なり。これ五邪の法なり。

其脈沈濡而大。　　　此五邪之法也。

　　注：強力して＝「重労働して」の意味。

【解説】

　本難は病位と病症の関係について述べた所である。内容が豊富なので、要約して説明を加えることにする。

　先ず文章全体を整理してみると、問いの文章に続いて答えはＡとＢの二つの部分からなっている。Ａの部分は正経自病について述べ、Ｂから後は心の病位を例に、外邪による症状を説明している。複雑なようだが、Ｂ全体は外邪の種類と病位の鑑別法を述べているだけである。なおＣからＧまでの記号を付けたのは五種類の外邪の症状を区別する為である。従って本難の文章は五種類の外邪と五経の病位を掛け合わせて，二十五通りの説明をすべて完結していることになる。つまり、問いの文章は本難全体の目次のような役割を果たしているわけである。

　Ａ：正経自病とは、考え過ぎると心を傷る。

　　　　　　　　身体の内外を冷やすと肺を傷る。

　　　　　　　　怒りを過ぎると肝を傷る。

　　　　　　　　不養生をすると脾を傷る。

　　　　　　　　下半身を冷やしたり、重労働すると腎を傷る。

　という内容である。ここで言う「傷る」は「その経の症状を起こす」という意味である。

　しかし多くの読者はこれまでの常識に照らして、Ａの内容に少なからず疑問を感じられるに違いない。特に肺と腎の所で「形寒え冷飲するときは肺を傷る」とあるが、寒冷の邪は外邪に含まれるものと考えられる。同じように「久しく湿地に坐し、強力して水に入るときは腎を傷る」とも述べている。湿度の高い所や下半身の冷える場所に居て起こる症状はやはり外邪ではないかと考えられる。確かに「形寒え」と「久しく湿地に坐す」は外邪で「飲食労倦」は不内外因と言われるものである。しかしこの問題についてあまり深入りするよりも、このような組み合わせにした理由を考え

た方がより意義深いと思う。つまり扁鵲はここで病因を分けようとしたわけではなく、この難の内容を五経の病症形態としてまとめたと見る方が自然である。いわゆる内因については三十四難に尽くされているし、外邪についても五十八難に尽くされている。また五邪についても次の五十難で言い尽くされている。従ってここは五経の臨床症状とその鑑別法を重視した内容と言ってよい。

　そこで肺の病証の原因とされている「形寒え冷飲するときは……」の中にある「形」の意味するものだが、これは二十一難（後述）の場合と同様に全身の冷えではなく、冷気を呼吸することを指している。二十一難にも脈と呼吸を対照して、呼吸のことを「形」と呼んでいる。診断に際しては脈と呼吸が密接不可分の関係にあり、呼吸の変化は目で見て分かるものである。それを「形」と言って強調している。冷たい空気を吸い込むことが呼吸器に良くない。同様に冷たい飲食物を摂取することも肺を弱くする原因である。とも述べている。もちろん冷たい空気を吸う必要のある場所は上半身にも冷える所には違いないが、臨床的には「形寒」も「冷飲」も喘息を悪化させる要因として既に周知の通りである。従ってこの場合の「形寒」というのは咽頭部に冷気が当たることが直接の原因であろうと考えられる。

　同じように下半身を冷やすと腎が弱るという内容も、腎虚の代表的な症状を挙げたもので、臨床的に最も多く遭遇する事例だからである。肺は上焦の気、腎は下焦の気を主る臓である。従って生体はどちらの気が衰えても寒冷に敏感になるのである。

　そして次のＢの部分は文章が長いので、内容を整理してみると次の様になる。

　まず診断上の五邪の特徴を挙げてみると、**表４**のようになる。

　更に表４に五経を組み合わせると、**表５**になる。

　そして本文中の例に挙げられている病症をまとめたのが**表６**である。

　表中の「内症」というのは自覚症状のことであり「外症」は「診断所見」または「他覚症状」のことである。つまり表４と表５は「外症」を整理し

五邪	親和性	声色臭味	五行
中　　風	肝木の正邪	肝は色を主る。	木の変化は顔色に現れる
傷　　暑	心火の正邪	心は臭を主る。	火の邪は臭の変化を表す
飲食労倦	脾土の正邪	脾は味を主る。	土の変化は味の変化を表す
傷　　寒	肺金の正邪	肺は声を主る。	金の邪は声の変化に現れる
中　　湿	腎水の正邪	腎は液を主る。	水の邪は分泌液の変化を表す

表 4　五邪の特徴

病位／五邪	肝	心	脾	肺	腎
中　　風	青	赤	黄	白	黒
傷　　暑	臊	焦	香	腥	腐
飲食労倦	酸	苦	甘	辛	鹹
傷　　寒	呼	言	歌	哭	呻
中　　湿	泣	汗	涎	涕	唾

表 5

たものということになる。

　ここで表 6 を応用して他の四経の場合も考えてみよう。本文では心の病位を例に挙げているので、表中の内症から心に関する共通の項目を拾ってみると「身熱す」である。これが心の病位を代表する症状である。従って「身熱す」の代わりに各経の代表的な内症を入れ換えてみると表 6 の内容は五倍に発展することになる。

　例えば「四肢収まらず」を入れると脾経に入った五邪の内症となり、「皮毛焦れ、少気す」を入れれば肺に入った場合の内症となる。このように入れ換える項目だけを取り上げて表にしたのが**表 7** である。これをもとに、

五邪心に入る	内　症	外　証	脈　症
中　　風	身熱、而脇下満痛す	顔色赤	浮大而弦
傷　　暑	身熱、而煩、心痛	当悪臭	浮大而散
飲食労倦	身熱而体重、嗜臥、四肢不収	当喜苦味	浮大而緩
傷　　寒	身熱、洒洒悪寒、甚則喘咳	当譫言妄語	浮大而濇
中　　湿	身熱、而小腹痛、足脛寒逆	当喜汗出不可止	沈濡而大

表 6

	肝	心	脾	肺	腎
内症	筋強り痛む ………	身熱、而 ………	体重く 四肢不収	皮毛焦れ 少気す	腰痛、逆気 足痿え
脈症	浮滑而弦	浮大而散	浮遅而緩	浮濇而短	沈滑而濡

表 7

　心以外の経についても読者自身で文章を組み立ててみると、難経が非常に膨大な内容であることが理解できよう。

　例えば肺に中風が入ったとすると、内症は「皮毛焦れ上気し、頭痛み、洒洒として悪風して胸満ち痛む」となり、外症は「顔色白く、脈は浮濇而弦」となるはずである。

　もう一つ例を挙げてみよう。例えば脾が中湿の邪に侵されると、内症は「小腹張り、逆気して腰痛み、体重く足痿えて臥するを好む」となる。また外症は涎を流し、沈濡而緩という脈を拍つはずである。

　このように本難は病位と病症の特徴を極めて具体的に、しかもゆるぎない体系として確立させた内容になっている。そこで次はこれらの各論とも言うべき五十難を考えてみることにしよう。

五十難

[原文]

五十の難に曰く。病に虚邪有り。実邪有り。賊邪有り。

五十難曰。　　病有虚邪。　有実邪。　有賊邪。

微邪有り。正邪有り。何を以てこれを別たん。然るなり。

有微邪。　有正邪。　何以別之。　　　　　　然。

後より来る者を虚邪と為す。前より来る者を実邪と為す。
①　　　　　　　　　　　　②
従後来者為虚邪。　　　　従前来者為実邪。

勝たざる所より来る者を賊邪と為す。勝つ所より来る者を微邪と為す。
③　　　　　　　　　　　　④
従所不勝来者為賊邪。　　　従所勝来者為微邪。

自ら病む者を正邪と為す。
⑤
自病者為正邪。

何を以てこれを言えば、例えば心病に中風これを得れば虚邪と為す。

何以言之、　　　　　　仮令心病中風得之為虚邪。

傷暑これを得れば正邪と為す。飲食労倦これを得れば実邪と為す。

傷暑得之為正邪。　　　　飲食労倦得之為実邪。

傷寒これを得れば微邪と為す。中湿これを得れば賊邪と為す。

傷寒得之為微邪。　　　　中湿得之為賊邪。

【解説】

　本難は五邪の名称とその区別を述べた所である。その内容はすべて十五難を基礎として書かれたもので、四十九難が極めて実践的に書かれているのに対して、こちらはすこぶる理論的にまとめられている。

　問いの文章では五種類の邪の名称を挙げているが、その違いは病位と病因の関係に由来するものである。これらの名称はそれぞれの邪の方向を表している。

　答えの文には「前後」とか「勝つ所、勝たざる所」といった表現が使われているが、これらの言葉は季節と病位の五行関係を表す言葉である。これを理解する為にはまず脈状を知らなければならない。

　五臓の働きは季節によってそれぞれ強さが異なる。特定の臓器が盛んに働くことによって、その季節に合った身体を作り、健康を保つことが出来るのである。このような形で各臓器の働きが盛んになることを「旺気する」と言うが、旺気している臓器は脈状によって知ることが出来る。すなわち健康人の脈を見れば、その時の季節と旺気している臓器との関係が分かるのである。その関係は次の様になっている。

　　春はわずかに弦脈を帯びる → 肝が旺気している（春も肝も木性である。）
　　夏はわずかに鉤脈を帯びる → 心が旺気している（心も夏も火性である。）
　　土用はわずかに緩脈を帯びる → 脾が旺気している（脾も土用も土性である。）
　　秋はわずかに毛脈を帯びる → 肺が旺気している（肺も秋も金性である。）
　　冬はわずかに石脈を帯びる → 腎が旺気している（腎も冬も水性である。）

　これらの脈は健康人の脈を言ったもので、『素問・平人気象論』や本書の十五難に述べられている内容と同じである。

　十五難によれば「健康人の脈はあくまでもその季節の脈をわずかに帯び

る」という程度であって、胃の気が強い時は決して脈状がはっきりと認められるわけではない。ところが胃の気が弱くなった時に初めて、脈状がはっきり認められるようになる。それが病脈である。その時の脈状がそのまま病位を現すわけである。そしてその季節に旺気しているはずの臓器の脈が病脈となることを「正邪」（⑤）と言う。つまり上の関係を病脈に置き換えれば、「季節と正邪の関係」になる。これを本文中では「自ら病む者を正邪と為す」と表現しているのである。

　そして三か月たつと季節は進んで次の季節を迎える。ところがこの時に脈状の方が依然として過ぎ去ったはずの季節のままだったりすると、これは身体が季節の変化についていけないという意味になる。例えば春になってもまだ石脈（冬）を拍っているような場合がそうである。このように実際の季節よりも遅れている脈を「虚邪」と呼ぶが、これを本文中では「後より来る者を虚邪と為す」と言っているわけである。

　では「前より来る者を実邪と為す」とはどのような形の脈を指すかというと、実際の季節よりも進んだ季節の脈を拍つ者を言う。すなわち次に来るはずの季節の脈を拍っているのが実邪である。例えば春なのに鉤脈を拍つような場合である。実邪は大抵激しい症状を表しているのが普通である。このように虚邪と実邪は実際の季節と一季節だけずれた脈を拍つものである。そのうち実際の季節よりも進んでいる脈を実邪といい、遅れている脈を虚邪と言うのである。

　では仮に、実際の季節とふた季節ずれた脈状を拍つ者がいたとする。そのうちふた季節遅れた脈を拍つような者を「賊邪」と言う。例えば夏に石脈（冬）を拍っているような場合である。賊邪は実際の季節よりも半年遅れていることになり、極めて悪性の病態を現わす結果になる。その理由は脈と季節の陰陽が反対になるからである。これは本文では「勝たざる所より来る者を賊邪と為す」と表現しているのである。

　それとは逆に実際の季節よりもふた季節進んだ脈を拍っている者を「微邪」と言う。例えば土用に冬の石脈を拍っているような場合である。本文

脈状\季節	弦脈	鉤脈	緩脈	毛脈	石脈
春	正邪	実邪	微邪	賊邪	虚邪
夏	虚邪	正邪	実邪	微邪	賊邪
土用	賊邪	虚邪	正邪	実邪	微邪
秋	微邪	賊邪	虚邪	正邪	実邪
冬	実邪	微邪	賊邪	虚邪	正邪

表 8

ではこれを「勝つ所より来る者を微邪と為す」と表現しているのである。土用は十数日で秋を迎えるので、その時には実邪に変わる可能性があり、それ以外の季節でも三か月たつと次の季節を迎えて実邪にかわるので、賊邪ほど悪性ではない。これらの関係をまとめたのが**表 8**である。原文では心病に例をとってこの関係を詳しく説明していたわけである。

　次に本文中の例題を理解する為に五邪の表す脈状について少し説明しておくことにしよう。一体何を基準に邪の種類を決めるのかというと、それは病症の表す脈状によって決めるのである。すなわち各季節の旺脈を中心として、いわゆる二十四脈と呼ばれる脈状に変化するわけであるが、たとえどのような脈に変わろうと、元になっているのはここに挙げた五種類の季節の旺脈以外にはないのである。

　まず弦脈を拍つ病症の原因ともなるものを「中風」と言う。それで中風を肝の正邪というのである。弦脈ばかりでなく、実脈や緊脈も同じ仲間に入る脈である。

　同様に鉤脈を拍つ病症の原因を「傷暑」と言い、鉤脈が変化して洪脈や大脈、散脈にもなるのである。

　また緩脈を拍つ病症の原因を「飲食労倦」という。不摂生をすると緩脈が強くなる、つまり脾を傷めるわけである。緩脈の他に微脈、細脈、遅脈なども同じ仲間である。

　そして毛脈を拍つ病症の原因を「傷寒」と言い、それに近いものとしては濇脈や浮脈がある。

　最後に石脈を拍つ病症の原因を「中湿」と言う。他には沈脈や滑脈、短脈、濡（軟）脈などもこれに類する脈である。

　なおここでは原典に忠実に「中湿」や「傷寒」という言葉を使ったが、現在では下半身を冷やすことを腎の病因と考え、湿邪は四肢を侵して脾を傷ると考えられている。従って「中湿」というのは湿地にいて下半身が冷えるという意味である。これは現在で言う「寒冷の邪」と同じである。また「傷寒」は上半身が冷えることで、肺が寒に侵されたことを意味する。

　これらの呼び名の不統一は三十四難の内容とは明らかに相違している。このことは四十九難と五十難が、難経の中では比較的早い時代にまとめられた可能性を物語る証拠ではないかと考えられる所である。

病の鑑別 I （病位）

　病を鑑別する場合、先ず病位を定めることが大切である。病位についてはいくつかの基準がある。例えば、十二経中のどの経に邪が入っているのかを知るのは平面的な病位であり、どの経に病があるのか、或いはどの臓が病んでいるのか、それを見るのは深さによる立体的な病位である。ここでは主に深さの問題を考えてみたいと思う。

　先ず六十難を見ながら深さの違いによる症状を考えていくことにする。

六十難

［原文］

六十の難に曰く。頭心の病に厥痛有り、真痛有りとは

六十難曰。　　頭心之病有厥痛、　有真痛

何の謂いぞや。然るなり。手三陽の脈風寒を受け、

何謂也。　　　然。　　　手三陽之脈受風寒、
　　　　　　　　　　　A　　　（経）

伏留して去らざる者はすなわち厥頭痛と名づく。

伏留而不去者則名厥頭痛。

入りて連なりて脳に在る者は真頭痛と名づく。

入連在脳者名真頭痛。

それ五臓の気あいおかすを厥心痛と名づく。それ痛み甚だしくただ心に在り。
B
其五臓気相干名厥心痛。　　　　　　　其痛甚但在心。

手足青き者はすなわち真心痛と名づく。それ真心痛の者はあしたに発して夕べに死す。

手足青者即名真心痛。　　　　其真心痛者旦発夕死。

夕べに発してあしたに死す。
　　　注
夕発旦死。

　注：旦（あした）＝朝、日の出の頃を言う。旦は地平線に太陽が昇った形である。

【解説】

　本難の内容は外邪の病症が極まった形を述べた所で、『霊枢・厥病篇』を要約したものである。奥深い内容の多い難経には珍しく明快な論法をとっている。

　本文中のＡは頭痛、Ｂは心痛について、それぞれを深浅に分けて四種類の病型を紹介している。それによると、「頭痛には厥頭痛と真頭痛があり、心痛にも厥心痛と真心痛がある」と述べている。真頭痛と真心痛は最も深い病症であり、厥頭痛と厥心痛はそれよりはいくぶん浅い病症である。

　厥頭痛の「厥」には「ことごとく尽きる」とか「寒気の逆上」という意味がある。前者は「厥陰」という時のそれであり、後者は症状名としての厥である。だが「厥」の解釈は少々面倒なので、先に真頭痛と真心痛から見ておいた方が分かり易い。

　先ず真頭痛は「入りて連なり脳に在る者は真頭痛と名づく」とあるところから、極めて重大な病態であることが分かる。すなわち字の通りに解釈すれば「外邪が脳に及んでしまった状態」を意味する。現代の疾患で言えば、くも膜下出血などがこれに当たる。昔、脳卒中のことを「中風」と呼んだのも「風が（脳に）あたる」と考えたからである。

　同じ意味でＢの真心痛も「それ痛み甚だしくただ心に在り。手足青き者はすなわち真心痛と名づく」とあるので、これも現在で言う「心筋梗塞」や「狭心症」などを指すものと考えられる。それ故「手足青き者」がチアノーゼを意味するものであることは明らかである。本文の中でも「それ真心痛の者はあしたに発して夕べに死す。夕べに発してあしたに死す」と言い、すぐに死と直結するほどの重篤な症状である旨が述べられている。なお『霊枢』では「手足青き者」を「手足清（冷え）、節に至る」と述べている。

　この両者の記述から真頭痛も真心痛も、とにかく「真」の付くものは現在の「陰実証」に相当する病症、すなわち最も深い所まで外邪が入り込んだ病症であることが分かる。

　さて厥頭痛についてだが、「手三陽の（経）脈風寒を受け、伏留して去ら

ざる者は……」とある所から、これは明らかに外邪性で、しかも慢性化した頭痛であることは確かである。『難経古義』ではここに「足」の字を補って「手足三陽の脈風寒を受け……」となっている。筆者もこの考え方には賛成である。例えば日頃の臨床においても、膀胱経や胆経などの遠道刺が頭痛に著功を奏することは周知の事実である。

『素問』と『霊枢』の中で「厥」について述べた篇は少なくとも三つ有るが、その中で最も本難の内容に近いと思われるのが『霊枢・厥病篇』である。そこで「厥病篇」を見ながら「厥」の意味を考えてみよう。それによると次の様に述べられている

「厥頭痛、面若しくは腫れ起こりて、而して煩心す。之を陽明、太陰に取る。厥頭痛、頭、脈痛し、心悲しみ、よく泣き（涙が多いこと）、頭の動脈反して盛んなるを見る者は刺して尽（ことごとく）血を去り、後に足厥陰を調う（べし）。厥頭痛、貞貞として頭重く、而して痛むは頭の上五行を瀉す。厥頭痛、行うこと五（穴）、先ず手少陰に取り、のち足少陰に取る。厥頭痛、意よく忘れ、これを按じて得ざれば、頭、面、左右の動脈を取り、のち足の太陰に取る。厥頭痛、項先ず痛み、腰脊に応ずると為すは先ず天柱に取り、のち足太陽に取る。厥頭痛、頭痛甚だしく、耳の前後の脈涌きて熱有れば瀉してその血を出だす。のちに足の少陽を取る。」と述べている。

『素問・刺熱論』及び『甲乙経』には貞貞が「員員」となっている。いずれも「くるくる」或いは「くらくら」の意味で、眩暈の様な症状を意味する。

　以上のように『霊枢』にも「厥頭痛」は各経に入った外邪性の病症である旨の記載が見られる。つまりどちらの書き方も「経の変動による浅い病気であるから、たとえ症状は激しくとも予後は良好である」という結論になる。

　次に「厥心痛」とはどういうものかというと、本文では「それ五臓の気、相侵すを厥心痛と名づく」と言っている。上記と同じ『厥病篇』によれば、脾・肝・腎に胃を加えた四種類の「厥心痛」が紹介されている。これは明

らかに経病を表現したものである。また本文のように「五臓の気、相侵す」
と言っても正気が心を侵すはずはないから、この場合は次の様な二つの解
釈があり得る。すなわち

　㊐1　「それ五臓の気あいおかす」は五臓の気が直接外邪に侵された場合。

　㊐2　五十三難に言う七伝のうち、腎の病症が相剋伝変によって心に及
　　　んだ場合。

　この表現は文章的には相剋伝変の印象が強い。しかし五十三難の通りだ
と腎から心に移った場合は六伝目であり、相当重いことになる。例えばそ
れは心筋梗塞に近いような状態である。その為㊐2の結果はむしろ真心痛
になる可能性が高い。逆に㊐1の場合だと一伝目に当たると考えられるの
で、かなり深い病症ではあるが、すぐに生命に危険を及ぼすというほどで
はない。従って「五臓の気あいおかす」の解釈としては一伝目と見るのが
妥当であろうと思う。臨床的には動悸や煩満、あるいはせいぜい悪くとも「仮
性狭心症」程度と考えられる。

　以上のように、外邪性の病症の行き着く所は慢性化して治りにくい厥頭
痛と厥心痛である。更に進むと重篤で生命を脅かす恐れのある真頭痛と真
心痛に至る。これは現代にも充分通用する考え方であり、初心者から熟練
者まで常に脳裏に銘記しておかなければならない鑑別法である。

　なおここには頭痛と心痛しか取り上げられていないが、その他に厥腹痛
と真腹痛も有り得ることを忘れてはならない。これは筆者の経験であるが、
「かぜが中々治らなくて気分が悪い」と訴えて七十四歳の女性が来院したこ
とがある。診ると微熱と全身倦怠感、それに腰痛と腹痛があり、腹部が張っ
ている。脈を診ながら慎重に治療を進めると最も効果的な治療穴が右の
大陵穴であった。「普通の感冒ではないぞ！」といぶかしく思いながら一日
様子を見ることにした、患者自身は「少し楽になった」と言うが、翌日に
なってもほとんど症状に変化は見られない。そこですぐに救急車を呼び、
近くの病院に入院させることにした。その後何日かして、この患者の病名
は膵臓の後ろの膿瘍である旨の報告があった。言うまでもなくこの患者の

場合は「真腹痛」と言うべきものである。この時は患者だけでなく、筆者自身も命を救われた思いであった。これは表面的な字の意味にとらわれることなく、著者の意図を正しく類推しながら読まなければならない典型である。

　次は深浅を分ける原理について述べた四十六難と四十七難を見てみよう。どう見てもこの二つの難の間に関係があるとは考えにくいが、実はこの両者の間には切っても切れない関係がある。二つの難を使って一つのことを言おうとしているからである。

四十六難

[原文]

四十六の難に曰く。老人は臥してい寝ず。少壮はい寝て覚めざる

四十六難曰。　　　老人臥而不寐。　　　少壮寐不寤
　　　　　　　　　注1　　　　　　注2

者は何ぞや。然るなり。経に言う。少壮は血気盛んに、肌肉滑らか、

者何也。　然。　　経言。　　少壮者血気盛、　肌肉滑、

気道通ず。榮衛のめぐり常を失わず。故に晝日は精しく、

気道通。榮衛之行不失於常。　　故晝日精、
　　　　　　　　　　　　　　　注3

夜はさめざるなり。老人は血気衰え、肌肉滑らかならず、

夜不寤也。　　　老人血気衰、　肌肉不滑、

榮衛のめぐりしぶる。故に晝日は精しきことあたわず、夜はい寝るを得ざるなり。

榮衛之行濇。　　故晝日不能精、　　　　　　夜不得寐也。

故に老人はい寝るを得ざることを知るなり。

故知老人不得寐也。

> 注１：臥してい寐ず＝「寝ない」の意味ではなく、「横になっても眠れない」の意味。この中には「熟睡できない」場合と「中々眠れない」場合とがある。
> 注２：少壮＝「若い者は」という意味。
> 注３：晝日は精しく＝「精」を「清く」「あきらか」「さわやか」などと読んでも間違いではないが、ここは「くわしく」と読むのが最も分かり易い。

【解説】

　本難は表向き睡眠の問題を扱っているように見えるが、実際には「神気」について述べた所なのである。

　先ず「若者はぐっすり眠ることが出来るのに、老人は夜、横になっても中々眠れないのはなぜか？」と聞いている。

　それに対する答えは「若者は血気も榮衛のめぐりも共に盛んなので、身体の異常は起こりにくい。だから昼は快適に働き、夜はぐっすり眠ることが出来る。けれども老人は血気が衰え、榮衛のめぐりも滑らかではないので、昼は眠くて夜は熟睡出来ないのである」というのが表面的な意味である。一見ありふれた経脈論のように見える。

　だが本難ほど文字と中身の異なる所も珍しい。その内容を知る為には他の難のように文字を補足するのではなく、文中の文字を置き換える必要がある。どの文字を置き換えたら良いのかというと、それを教えているのが文中のキーワードである。

　本難を解くキーワードはたった一文字しかない。文章の意味とそぐわない文字がそれである。筆者は注３の所にある「晝日は精しく」の「精」の字ではないかと考えている。この字の意味に従って文中の「血」の字を「神」に置き換えてみると、文章全体が極めてリアルに、しかも臨床的に見えてくる。『難経鉄鑑』にも「昼は神気心に出で、夜は神気腎に入る」と述べられている。現代風に言うと不眠の病態は「肝臓への血液の還流不足」ということになる。だがこうして置き換えてみると、それぞれの言葉がすべて臨床的な説明になっていることが分かる。すなわち本文中に「老人は血気衰え」とあるのを「神気の衰えた病人」と直して全体の意味を考えてみると次の様になる。

「肌肉が滑らかでなく、榮衛のめぐりも渋っているような衰えた病人は昼も意欲無く動くことを好まない。気持ちも落ち込み、時には意識障害さえ起こす者もある。夜は眠ろうとしても眠れず、返って苦痛が増してくる。神気の強い者にはそのような障害は起こり得ない」となる。文章からは不眠ばかりが印象的だが、昼の症状としては認知症や軽い意識障害もこの中に含まれている。

　慢性の病気が末期に近づくと夜は決まって眠れなくなり、甚だしい場合は夜半過ぎに騒ぎ始める者もある。そのような患者に限って昼は軽い眠りに入っていたり、意識が有っても不明瞭な者が少なくない。その他まったく新しい症状として、現代では神気の強い者にもいわゆる「時差ぼけ」などの症状が見られるようになった。

　本難はこれらの症状の病態を説明したものだったのである。

四十七難

[原文]

四十七の難に曰く。人の面、独りよく寒に耐える者は何ぞや。

四十七難曰。　　人面、　独能耐寒者何也。

然るなり。人の頭は諸陽の会なり。

然。　　　人頭者諸陽之会也。
注1

諸陰の脈は皆胸中より頸に至りてしかして還る。

諸陰脈皆至頸胸中而還。

独り諸陽の脈皆上りて頭に至るのみ。故に面をして寒に耐えしむるなり。

独諸陽脈皆上至頭耳。　　　　　故令面耐寒也。
注2

　　注1：諸陽の会＝『難経古義』ではここに「諸陽経の会」と「経」の字を補
　　　　っている。
　　注2：至頭耳。＝本書は漢文の常識に従い「頭に至るのみ」という読み方を
　　　　したが、ここは「頭・耳に至る」と読んでも間違いではない。

【解説】

　本難は首より上の表面の部分について述べている。

　すなわち「人の面が寒邪に侵されないのは何故か？」という質問に対して、
「頭には陽脈だけが上がってくる。陰脈は頸部より上には行っていないので、
頭部は虚にならない。だから人の面は冷えに侵されることがないのである。」
と答えている。確かに頭部の陰経脈はわずかに肝経の枝がめぐるだけで、

あとは陽経脈しか見当たらない。文面だけ見ればそれが邪に侵されない理由だというのである。

　ところが本難には読者に「おや？」と思わせる表現が二か所見られる。一つは問いの文章の「人の面、独りよく寒に耐える者は何ぞや。」と言って、「人の顔」とは言っていないこと。もう一つは答えの文章の「人の頭は諸陽の会なり」と答えている点である。他のどの難を見ても、問いの言葉と答えの表現が異なる所は見当たらない。それはこの表現の違いが本難の真意を解くヒントになっているからである。

　先ず「人の頭は諸陽の会」から説明していくことにしよう。『難経古義』ではここに経の字を補って「諸陽経の会」としていることを注1で述べたが、筆者はこの解釈には賛成できない。諸陽の脈と諸陰の脈は後に述べているので、あえてここに字を補う必要はないからである。むしろここに字を補うと、返って狭い解釈しか出来なくなってしまうので、あまり適当ではない。何故ならば「諸陽の会」には次の様な幾つかの意味が含まれているからである。

　㋐1　「諸陽経の会」であることはもちろん一般の解釈の通りである。

　㋐2　頭は「天の陽気」を受ける所、すなわち天の陽気と会う所という
　　　　意味もある。

　㋐3　頭は「髄」を包む所である。髄の作用は腎より上ってくる「真陽」（神
　　　　気）の舎る所でもある。

『難経古義』の例にも見られるように、一般の見方はほとんどが「諸陽経の会」のみの解釈をとっている。仮にそうであるとするならば、扁鵲は躊躇なくここに経または脈の字を加えていたに違いない所である。

　また㋐2の「天の陽気と会う所」という意味にとると、寒には侵されないものの、風や暑が人の面を侵すことは有り得ることになる。そして㋐3は最も重要である。言うまでもなく問いの文章の「人の面」はこの「髄に舎る神気」の守りである。そこが簡単に邪に侵されるようでは「神気の舎り」としての意味が無い。そこで「独りよく寒に耐える者は」という聞き方を

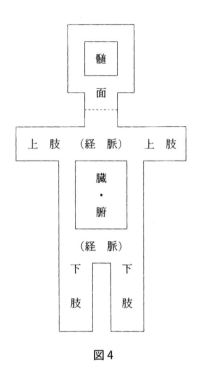

図4

した訳である。言い換えれば質問は外邪の代表として「寒」を上げている
だけで、実際にはどんな邪でも意味は同じである。

　このように「人の面」には「外邪に侵されにくい所」あるいは「髄の守り」
という意味が含まれていたのである。「人の面」という問いに対して「人の
頭」という答え方をしたのも、このことに気付かせる為である。

　ここまで書いてくればおのずと分かることだが、問いの文章で「顔」と
言わずに「人の面」と言ったのも、面が首より上の「露出している部分全体」
を指しているからである。こうして「諸陽の会」の説明をするだけで、質
問の意味がおのずと解けるのである。

　本難と四十六難は一見何の関係もなさそうに見えたが、両方を詳細に見
てくると実は非常に密接な関係があったことが分かる。すなわち四十六難
は髄に舎る神気の衰えがテーマであり、四十七難は髄の守り、すなわち「人

の面」について述べられていたわけである。

　両者の内容をもう少し補足すると次の様になる。

　図4は経脈と臓腑の関係を分かり易く模型的に示したものである。図の中で臓腑と髄を除くすべての部分は経脈を意味する。もちろん面も経脈の一部だが、全身の現象を見た場合、面と四肢は逆の関係になっている。つまり図の中の面と髄、四肢と臓腑の間で互いに気の移動が起こる時にいろいろな現象（症状）が見られる。それらの症状を治療するためには、気が移動する関係を元の状態に戻すという考え方をすると、治すことが出来るのである。

　例えば症状で言うと、

　　　　顔面神経麻痺　……………　風邪が面に及んだ症状。

　　　　中　　　　風　……………　風邪が髄に及んだ症状。

　　　　ア　ト　ピ　ー　……………　四肢・経脈の虚。

　　　　喘　　　　息　……………　臓（肺）の虚。

　　　　逆　　　　気　……………　面実、四肢虚。

　　　　感　　　　冒　……………　経脈の実。

また治療法で言うと、次の様な気の動かし方をすれば良いわけである。

（矢印の向きは気を動かす方向を意味する。）

　　　　不　眠　症　……………　髄　→　臓腑

　　　　中　耳　炎　……………　面　→　四肢

　　　　冷え性の治療　……………　面　→　四肢

　　　　歯　　　痛　……………　面　→　四肢

また穴の作用で言うと、

　　　　五　行　穴　……………　臓腑　→　四肢

　　　　兪穴・募穴　……………　四肢　→　臓腑

　　　　原・郄・絡　……………　経脈　→　経脈

　ここで挙げたものはほんの一例にすぎないが、この例で見ると冷え性と中耳炎は治療のパターンが同じになっている。それ故に「耳は腎の穴」と言われるのである。

　以上のように四十六難と四十七難は一見何の関係も無さそうに見えるが、その内容をよく検証してみると、実は一つの内容であったことが分かるのである。

病の鑑別Ⅱ（性質）

　病位の次にはその性質を知るという問題がある。深さで分けると臓病と経病という区別になり、性質で分けると臓病と腑病という区別になる。臓病と腑病の区別については五十一難・五十二難、それに九難などに書かれている。ここでは病の性質による鑑別を考える為に、先に挙げた三つの難と共に、訳有って二十二難も一緒に考えてみたいと思う。

　五十一難は臓病と腑病の症状、五十二難にはその特徴が書かれている。もちろん九難の内容は脈診上の鑑別である。そこで先ず本節はより実践的な五十一難と九難を見ていき、その後でより理論的な五十二難と二十二難について考えていくことにする。

五十一難

［原文］

五十一の難に曰く。病に温を得んと欲する者有り。

五十一難曰。　　病有欲得温者。

寒を得んと欲する者有り。人を見ることを得んと欲する者有り。

有欲得寒者。　　　　　有欲得見人者。

人を見ることを得んと欲せざる者有り。而しておのおの同じからず。

有不欲得見人者。　　　　　　而各不同。

病臓腑のいずれに在りや。然るなり。病、寒を得んと欲し、
　注　　　　　　　　　　　　　　A
病在何臓腑也。　　　然。　　病　欲得寒、

而して人を見ることを得んと欲する者は、病腑に在るなり。

而欲得見人者、　　　　　　　　病在腑也。

病温を得んと欲して、而して人を見ることを得んと欲せざる者は病臓に在るなり。
　B
病欲得温、　　　而不欲得見人者病在臓也。

何を以てこれを言えば、腑は陽なり。陽病は寒を得んと欲す。
　C
何以言之、　　　　　腑者陽也。陽病欲得寒。

又人を見ることを得んと欲す。臓は陰なり。陰病は温を得んと欲す。

又欲得見人。　　　　　臓者陰也。陰病欲得温。

又戸を閉じて独り処せんと欲し、人の声を聴くことをにくむ。

又欲閉戸独処、　　　　　　悪聞人声。

故に以て臓腑の病を別ち知るなり。

故以別知臓腑之病也。

> 注：臓腑のいずれに在りや＝文法上は「いずれの臓腑に在りや」と読むべき
> だが、意味の上では病位を聞いているわけではなく、病の性質を聞いて
> いるので、表記のような読み方をした方が良い。

【解説】

　本難は臓病と腑病の症状について述べた所である。二種類の症状を例に
挙げて病の見分け方をたずねている。その一つは「寒を好むか、それとも
温を好むか」という問題であり、もう一つは「人に会うことを好むか、好
まないか」という問題である。

　本文中の記号は便宜上 A から C までの三つとしたが、ここは三つの段落
があるわけではなく、A と B は陰と陽の例えを区別しただけで段落的には
一つである。従って答えの部分はこの例えと、その理由を説明した C の部
分との二つからなっていることになる。

　先ず「寒を欲して人と会うことを好む者は腑病であり、温を欲して人と
会うことを好まないものは臓病である」というのが記号 A と B の部分の要
旨である。ここは「寒温」でなくとも、例えば陰陽を分ける症状ならどん
な症状でも良いはずである。ところが寒温と人の気を選んだことにはそれ
なりの理由がある。「温を得んと欲する者」にはいわゆる寒がりの患者と温
かい食べ物を欲しがる患者とがあり、「寒を得んと欲する者」には涼しい外
気を好む者と冷たい飲み物を欲しがる患者とがある。

　ここで言う「寒温」には天地の陰陽が含まれている。外気温の暖かさは
天の気の陽、温かい飲食物は地の気の陽である。すなわち「寒がり」は天
の気の陽を好む外証であり、温かい飲み物を好む者は地の気の陽を好む内
証である。同様に涼しい外気は天の気の陰、冷たい飲み物は地の気の陰に
属する。だから「暑がり」は外証、冷たい飲み物を欲しがるのは内証に含

まれるのである。この両者に人の気を加えると「天・地・人」三才の陰陽を網羅することが出来る。その為に寒温の二つを例に挙げた訳である。

　その後のＣの部分はここまでの内容の解説である。すなわち「腑病は陽証であるが故に陰気を好み、臓病は陰証であるが故に陽気を好むのである」という理由が説明されている。本難の真意を正しく解読する為にはこの部分をどう解釈するかが重要である。

　ただしこれはあくまでも原則論であって、臨床の現場では本難の内容と異なる場合も多々有り得る。例えば「温を得んと欲する者」はいわゆる「寒がり」や冷えのある患者で、これには陽実の場合と陽虚の場合とがある。熱の高い患者は陽病であるにも拘わらず身体は寒く、温かい物を好む。また「寒を得んと欲する者は」いわゆる暑がりの患者で、これには比較的体力のある陰虚証と、それとは反対にかなり進んだ陽虚証にも起こり得る。死期の近い患者には氷やアイスクリームなどを要求する患者も見られるからである。

　次に「人を見ることを得んと欲する者」は証に拘わらず比較的緩い症状の患者に見られ、「人を見ることを得んと欲せざる者」はかなり激しい症状の患者に見られる。むしろ現実には虚がひどい患者ほど人の気を好み、実がひどい患者ほど人の気を嫌うものである。その意味ではこれも四十八難の虚実による分け方の方が合理的である。

　要するに本文では「腑病は陽病であり、臓病は陰病である」と述べているだけなのである。これに虚実を加味して考えると、「腑病は陽病であり、実証である。臓病は陰病であり、虚証である」というような広がりを持ってくる。最後の所で「ゆえに臓腑の病を別ち知るなり」と結んでいるが、臨床的にはこの二種類の症状を組み合わせるだけで何通りもの結果が有り得るのである。先に「臨床の現場では本難の内容と異なる場合も有り得る」と述べたが、それはこの広がりの範囲による為だったのである。

　現在の考え方で言うと「臓病と腑病」は病の深さによる分け方であるかのように錯覚しやすいが、よく考えてみると病の深さによる分け方は「臓

病と経病」という区別であり、臓病と腑病は症状の性質による分け方なのである。

　病の性質によって分けると内容は何倍にも広がるのである。このことはまた次の九難においても同様である。

九難

[原文]

九の難に曰く。何を以てか臓腑の病を別ち知るや。然るなり。

　　　　　　　　　（いずれの脈を）

九難曰。　　　何以別知臓腑之病耶。　　　　然。

数は腑なり。遅は臓なり。数はすなわち熱と為す。遅はすなわち寒と為す。

　（脈）病　　（脈）病

数者腑也。　遅者臓也。　数則為熱。　　　　遅則為寒。

諸陽は熱と為す。諸陰は寒と為す。故に以て臓腑の病を別ち知るなり。

諸陽為熱。　　諸陰為寒。　　故以別知臓腑之病也。

【解説】

　本難は脈診上の鑑別法を述べた所である。それによると「数は腑なり。遅は臓なり」と規定している。これも代表的なものだけを挙げたにすぎない。従って数は陽であるから、その代わりに浮でも良く、長でも良い。その他、実でも滑でも何でも良いのである。また遅は陰脈なので、その代わりに沈・短・虚・濇などいずれの字に置き換えても良い。更に「数を熱と為す。遅を寒と為す」と言って陰陽と言わなかったのはここが脈診についての説明だからである。

「諸陽は熱と為す。諸陰は寒と為す」の「諸」には「他のどんな脈を拍っていても、それが陽脈なら熱病であり、陰脈なら寒病である」という意味になる。面白いことに結びの文章は五十一難とまったく同じ表現である。だからここも症状と脈診という形の違いは有るにせよ、その意味するものは、五十一難同様、陰陽の原則論なのである。それも診断法全体、病証論全体にわたっていると見るのが正しいのである。もっと極端なとり方をすれば五十一難も九難も「診断は陰陽を区別することが最も大切で、臓病と腑病の分け方もそのうちの一つの方法にすぎない」となるのである。

五十二難

[原文]

五十二の難に曰く。腑臓、病を発す。根本等しきやいなや。

　　　　　　　注1
五十二難曰。　　腑臓発病。　　根本等不。

然るなり。等しからざるなり。それ等しからざることいかに。

　　その根本
然。　　不等。　　　　其不等奈何。

然るなり。臓病はとどまりてしかして移らず、その病そのところ離れず。

然。　　臓病者止而不移、　　　　　其病不離其處。

腑病はほうふつふんきょう、上下行流して居どころ常為し。

　　　注2
腑病者彷彿賁嚮、　　　上下行流居處無常。

故に此を以て臓腑の根本同じからざるを知るなり。

故以此知臓腑根本不同也。

> 注 1 ：腑臓、病を発す。＝ここは助詞を付けないで読む方が広い意味にと
> 　　　れる。例えば次の様な取り方が出来るからである。
> 　　　「腑臓の病を発す」（内傷の意味になる。）
> 　　　「腑臓に病を発す」（外邪の意味になる。）
> 注 2 ：彷彿貴嚮＝彷彿は「うろうろすること」、貴嚮は「あちらこちらと」
> 　　　の意味。

【解説】

　本難は臓病と腑病の定義に対する論理的な裏付けを述べた所である。

　この難を解読する為には質問と結びの文章の違いを考える必要がある。すなわち問いの文章では「腑臓、病を発す、根本等しきやいなや」と言いながら、最後は「此を以て臓腑の根本同じからざるを知るなり」と結んでいること。つまり結びの文章には「病」の字が入っていない点である。従って本難の質問でたずねているのは「病」そのものではなく、病の形が異なる「理由」である。

　答えは二段構えになっている。始めの「然るなり」ではただ一言「等しからざるなり」と答えているだけである。この答え方には「病の形が異なるのは臓腑の根本が異なっているからである」という意味が含まれている。

　二つ目の「然るなり」では臨床上の証拠を挙げて、臓腑の根本が異なる事実を説明している。それが「臓病はとどまりてしかして移らず、その病その處を離れず。腑病は彷彿貴嚮上下行流して居どころ常為し。」の一節である。簡単に言うと「臓病は症状が固定していて移動しないが、腑病は症状が移動しやすい」ということになる。注 2 にも書いたように「彷彿貴嚮」は「あちらこちらうろうろして定まりない」の意味である。陽気が多いと常に移動し易くなるからである。

　これまで五十一難と九難では「症状や脈の陰陽を区別して臓腑の病を分ける」ことを学んできたが、この二つ目の「然るなり」の内容こそ、臓病と腑病を分ける上で決定的な証拠となるものである。あくまでも深さで分けるのではなく、症状の性質（陰陽）によって分けるのである。すなわち症状が固定しているのは陰性の臓病で移動しやすい性質を持っているのが陽性の腑病なのである。

　そこで最後の問題は、問いの文章には「病」の字が入っているのに結びの文章には入っていない点である。その理由は「臓腑の根本」が本難のテーマになっているからである。けれども「根本」の説明は本難のどこにも書かれていないのである。その理由は原書では既に二十二難で説明を終わっているからである。従って本書でもこの後どうしても二十二難を考えてみる必要がある。

二十二難

［原文］

二十二の難に曰く。経に言う。脈に是動有り、

二十二難曰。　　　経言。　　　脈有是動、
（注）　（経）

所生病有り。一脈変じて二病を為す者は何ぞや。然るなり。経に言う。

有所生病。一脈変為二病者何也。　　　然。　　　経言。
（経）　　　　　　　　　　　　　　　　　　　（注）

是動は気なり。所生病は血なり。

是動者気也。所生病者血也。
A　（の変動）　　　（の変動）

邪、気に在れば、気は是動と為す。邪、血に在れば、血は所生病を為す。

邪在気、　　　気為是動。　　邪在血、　　　血為所生病。

気はこれを呴することをつかさどり、血はこれを濡すことをつかさどる。
　B　　く
気主呴之、　　　　　　　　　　　血主濡之。

気留まりてめぐらざる者は、気まず病を為すなり。
　　　　　　　　　　　　　C
気留而不行者、　　　　為気先病也。

血壅して濡わざる者は、血、後に病を為すなり。
　　よう
血壅而不濡者為血後病也。

故にまず是動を為し、後に所生病を為すなり。

故先為是動、　　　後為所生也。

　　注：経に言う。＝『霊枢・経脈篇』に見られる。

【解説】

　本難はいわゆる「是動・所生病」について述べた所である。三十難が鍼
灸医学の生理学であるとすれば、二十二難は病理学総論といったところで
ある。

　始めの「一脈変じて二病を為す者は何ぞや。」という聞き方は「是動と所
生病」の違いを尋ねているのである。それに対して答えは四つの違いを答
えている。

　(1)　まずＡはその定義である。すぐ後の「邪、気に有れば云々」は定
　　　　義を具体的に説明したものである。

(2) 次にBは気と血の生理作用を述べた所である。「呴すること」とは「温める」というのと同じ意味である。吐く息を陰と陽に分ければ「呴と吹」に分けることが出来る。「呴」は陽で温かい息のこと。また「吹」は陰で冷たい息のことである。寒くて仕方がない時に、両手の手掌を丸めて「はあー」と息を吹きかけて手を温めることがある。これを「呴する」と言う。一方「吹」は楽器を演奏する時などに使う息のことで、温める作用はない。息で手を温める様に経脈の周囲を温める、それがBに言う「気はこれを呴することをつかさどる」である。

また血は「経脈を流れて周囲を濡す」という作用を持っている。今風に言えば、栄養分を与えることである。なお「気留まりてめぐらざる者」と「血壅して濡わざる者」はAの「邪」の説明になっている。「壅」は「つまる・塞がる」の意味である。

(3) 最後の所で「気の変動は血の変動より先に現れる」と言っている。気は陽性なので変化が早い。だから血の変化よりも早く現れるのである。

ここまでは確かに是動・所生病の相違点が三点ほど述べられている。それでは「四つの違いと言ったのは嘘ではないか」と叱られそうだが、もう一つは既に問いの文章の中に隠されている。すなわち、

(4) 「脈に是動有り、所生病有り」と述べて、是動には「病」の字が付いていない。このことも是動・所生病の大きな違いとなっている。所生病は血の変化であるから形の異常にまで及ぶが、是動は気の変動なので、形にまでは重大な異状を来さないのである。このことを『難経鉄鑑』では次の様に解説している。すなわち「是動は木の葉が風に揺れている様な程度のものだが、所生病は木の葉が毛虫に食われてしまった結果に例えられる。一時の正気の変動（乱れ）であるが故にこれを是動といい、邪に犯されて重大な障害を来すもの故に所生病というのである」と言っている。つまり血の変

　　　化とは著明な器質的病変を引き起こすものなのである。

　最後の（4）の内容こそ始めに述べるべき所だが、本書では先に述べた三つの難で具体的に述べている為に、本難には明言する必要がなかったわけである。

　なお『霊枢・経脈篇』には十二経の是動・所生病の症状がかなり具体的に述べられているが、区別が曖昧で非常に分かりにくい内容である。それで扁鵲はここにとり上げなかったものと考えられる。筆者もまったく同感である。

　以上のように二十二難は「気血のいずれに原因があるのかによって是動と所生病が分かれる」と述べているのである。本難は経脈の病症を対象として書かれている為に「是動・所生病」と言っているだけで、本質は「気血の病変」がテーマなのである。従って臓腑をテーマにすれば「臓病と腑病」になる。五十二難で「腑臓、病を発す。根本等しきやいなや」と言ったその「根本」は「気の変動と血の変動のどちらが多いのか、それを見て臓病と腑病を分けるのである。」という意味を持っていたわけである。

　陰陽論というのは時として論理のすり替えに見える場合もある。しかしそれは言葉の使い方が変わるだけで、内容が変わるわけではない。例えば五十二難では寒温の好みを陰陽に置き換え、更に臓腑の病に置き換えている。また九難ではそれとまったく逆の置き換えをしている。二十二難もまた陰陽を気血に置き換え、更に是動・所生病に置き換えただけである。

　陰陽論を用いるのは東洋独自の自然観という意味合いもあるが、診断の対象と治療の対象とを結び付ける大変便利な理論だからである。最終的に鍼灸の治療対象は皮膚という名の面にすぎない。ところが診断の対象は立体的でまことに複雑な生命体である。この複雑で変化に富んだ立体と、皮膚という名の面をつなぐ便利な理論が陰陽論なのである。

病の伝変

　今度は症状の移り変わりについて考えてみよう。東洋医学では症状の変化を病位の変化としてとらえる。この病位の変化を「伝変」と呼ぶが、難経では伝変を五十三難と五十四難で扱っている。ここは数字の順に従い、五十三難から見ていくことにする。

五十三難

［原文］

五十三の難に曰く。経に言う。七伝の者は死し、間臓の者は生くとは

五十三難曰。　　経言。　　七伝者死、　　間臓者生 注1

何の謂いぞや。然るなり。七伝の者はその勝つ所に伝えるなり。

何謂也。　　然　　七伝者伝其所勝也。 （病を）

間臓の者は其の子に伝えるなり。何を以てこれを言う。例えば心病は肺に伝え、

間臓者伝其子也。　　何以言之。　　仮令心病伝肺、 注2　　A

肺は肝に伝え、肝は脾に伝え、脾は腎に伝え、腎は心に伝う。

肺伝肝、　　肝伝脾、　　脾伝腎、　　腎伝心。 （伝える）

一臓は再び傷れず。故に七伝の者は死すと言うなり。

一臓不再傷。　　故言七伝者死也。 やぶれず

例えば心病、脾に伝え、脾は肺に伝え、肺は腎に伝え、腎は肝に伝え、
B

仮令心病伝脾、　　　脾伝肺、　　　肺伝腎、　　　腎伝肝、

肝は心に伝える。これ子母あい伝えるなり。終わりてまた始まる。環の端無きが如し。

肝伝心。　　是子母相伝。　　　竟而復始。　　　如環無端。

故に生くと言うなり。

故曰生也。

　　　注1：経に言う＝『素問・標本病伝論』及び『霊枢・病伝篇』に見られる。
　　　注2：何を以てこれを言う＝「どういうことかと言うと」の意味。

【解説】

　本難は病の伝わり方について述べた所である。病の伝わり方とは病位の変化のことであり、症状の変化のことでもある。

　先ず問いの文章で「病の伝わり方には"七伝"と言われる伝わり方と"間臓"と呼ばれる伝わり方があって、しかも"七伝"は一般に予後が悪性で"間臓"は良性である」と述べている。そして答えの文章では例を挙げてその理由を説明している。

「七伝の者はその勝つ所に伝えるなり」とは今でいう「相尅伝変」のことで、患者の症状が時間の経過とともに相尅的に変化していく現象である。その例が本文中のAである。ここは臓の経絡を中心に述べているのでやや具体性に欠けるが、これを症状で考えると一層分かり易い。

「例えば心病は肺に伝え」とは、発熱などの症状が有ったとして、それが緩解した後に皮膚が痒くなる、などの症状が表れるといった変化が見られる場合である。発熱は心の症状、痒みは肺の症状だからである。或いは痒みでなく、せき込みや呼吸困難に変わることもある。

「肺は肝に伝え」は、皮膚の痒みが消えた後でどこかの痙攣が起こるとか、或いは精神的に不安定になる、などの症状が見られる場合である。

「肝が脾に伝え」は、痙攣が治まったと思ったら今度は四肢に浮腫が現れる、などの変化が見られることを意味する。

「脾は腎に伝え」は浮腫が緩解した後に大小便の失禁が現れたり、反対に尿閉になったりする変化である。

「腎は心に伝え」とは、尿閉がうまく緩解したと思ったら、今度は胸の痛みや狭心症の様な症状が出てきた、といった変化が見られる場合である。

　以上のように心の邪が一周して再び心に戻って来た時は、ますます危険な症状になる。その時はもう次の臓に邪を送るだけの体力の余裕がなくなっている。すなわち同じ臓が二度目に侵される時は死を意味するわけで、「一臓は再び傷れず」とはこのことを言ったものである。

　一方Bの例は今で言う「相生伝変」のことである。このような形の伝わり方であれば、簡単に一周してしまうほどの状態にはならないのが普通である。

「例えば心病、脾に伝え」は胸の痛みのある患者が胃痛に変わる、などの症状である。時には狭心症になったショックで胃潰瘍になる、などの例も見られる。

　更に「脾から肺に伝わる」時は皮膚に痒みが出てくる、といった形になるものである。また「肺が腎に伝える」とすれば腹が張ったり腰が痛んだりするようになる。

　続いて「腎から肝に伝わる」時は背部の張りや下肢の筋の引きつりなどの形で変化していく。それでも治らない場合は肝から心に伝わる。そうなると四肢のしびれや痰が出易いなどの症状になることもある。

　このような形で変化する時は、いつまでたっても死ぬほどの状態にはならないのが普通である。それが「故に生くと言うなり」という結びの言葉である。つまり"相生伝変"というのは病が生気に乗って運ばれるルートであり"相尅伝変"は邪気だけの運行経路という意味になる。

『素問・標本病伝論』には各臓器の症状が次の様に書かれている。

「心病先ず心痛す」（心火）

「肺、喘咳を病む」（肺金）

「肝、頭目眩し、脇支痛を病む」（肝木）

「閉塞（便秘）して通ぜず。身痛み体重し」（脾土）

「腹脹す」または「腰・脊少腹痛み、脛しみる」（腎水）

　本難の内容にはほとんどキーワードなど必要ないくらいであるが、強いてポイントになる言葉を上げるとすれば「一臓は再び傷れず」の一節である。つまり一度起こった臓の症状が再び現れた時は、取り返しのつかない状態になっているということである。

　なお伝変にはいくつかのパターンがある。治療によって虚している経が変化するのも一種の伝変である。しかし本難の内容はそんなに簡単なものを言っているわけではない。その理由は次の五十四難の内容も知って、伝変の概略をつかんでから述べることにする。

五十四難

［原文］

五十四の難に曰く。臓病は治し難く、腑病は治し易しとは、

五十四難曰。　　臓病難治、　　腑病易治、

何の謂いぞや。然るなり。臓病の治し難きゆえんの者は、その勝つ所に伝えるなり。

何謂也。　　然。　　臓病所以難治者、　　伝其所勝也。

腑病の治し易き者は、その子に伝えるなり。七伝間臓と法を同じくす。

腑病易治者、　　　伝其子也。　　　　與七伝間臓同法也。

【解説】

　本難の問いは「臓病は治りにくく、腑病は治り易いのは何故か」と聞いている。言うまでもなくこれは臓病が治りにくい理由を聞いたわけである。

　これに対して「臓病が治りにくいのは勝つ所に伝えるからであり、腑病が治り易いのは子に伝えるからである」と答えている。「勝つ所に伝える」というのは前の難の説明でも言った“相剋伝変”のことであり、「子に伝える」は“相生伝変”のことである。ここまでは五十三難の復習にすぎない。ところが五十四難の真価はその後である。結びの文章に「七伝間臓と法を同じくす」という一節がある。これが本難のキーワードである。

　問いの文章から推測すると、結びには「……伝其子也。故臓病難治、腑病易治也。」（……その子に伝えるなり。故に臓病は治し難く、腑病は治し易きなり。）という文章が来てもおかしくないように思える。ところがこれではそっくり前の難の繰り返しになるだけで、本難の意味が無くなってしまうのである。

　結びの文章を「七伝間臓と法を同じくす」とした理由は、その前に極めて重要な文章を隠す目的があったからである。だからこの一節を単に「本文の念を押しただけ」と見るのは大きな誤りである。

　ではその前にどのような文章が隠されているのかと言うと、筆者は次の様な文章が省略されているものと理解している。すなわち

「……伝其子也。雖臓病間臓者易治、雖腑病七伝者難治也。即與七伝間臓同法也。」（……その子に伝えるなり。臓病と言えども間臓の者は治し易く、腑病と言えども七伝の者は治し難きなり。即ち七伝間臓と法を同じくす。）と扁鵲は言いたかったのではないかと思うのである。

　要するに五十三難では原則論を述べ、本難では「そうとは限らない場合

も有り得る」ということを示唆する狙いがあったものと考えられる。言い換えれば変証の存在を教えているのが五十四難なのである。だから「七伝間臓と法を同じくす」という結びの言葉には「たとえ臓病であっても、相生伝変をする者は治る可能もあるが、腑病であっても相剋伝変をする者は予後が良くない」という意味が込められているのである。

　では伝変は臨床的にどのような意味があるのだろうか。

　五十三難に「一臓は再び傷れず」とある所から、ここで言う"相剋伝変"は明らかに臨終の近い患者に見られる症状の形を指している。老衰などの患者を見ていると、症状の現れ方がいろいろ変化するのがよく分かる。このような重篤な患者の症状の流れ方を見た時に、もしそれが「勝つ所に伝える」ようであれば、すなわち相剋伝変になっていれば死期が近く、「子に伝える形」すなわち相生伝変になっていればまだしばらくは生命に別状がないということができる。その鑑別法の基準となるのがこの二つの難のテーマだったわけである。

　なおこの時の脈と症状の関係を述べたのが十七難であり、同じく脈と望・聞・問・切の各所見のずれを述べたのが十三難の内容である。

積・聚

　今度は伝変の途中で流れが止まってしまった場合の形について考えてみよう。

五十五難

[原文]

五十五の難に曰く。病に積有り、聚有り。何を以てこれを別たん。

五十五難曰。　　病有積、　　有聚。　何以別之。

然るなり。積は陰気なり。聚は陽気なり。故に陰は沈みて而して伏す。
　　　　　　　Ａ　　の病　　　　　　の病
然。　　　積者陰気也。聚者陽気也。　故陰沈而伏。

陽は浮かび、而して動ず。気の積もる所を名づけて積という。気のあつまる所を

陽浮而動。　　　　　　　気之所積名曰積。　　　　　　気之所聚

名づけて聚という。故に積は五臓の生ずる所、聚は六腑の成す所なり。

名曰聚。　　　　　故積者五臓所生、　　聚者六腑所成也。

積は陰気なり。その始めて発するに常のところ有り。その痛みその部を離れず。
Ｂ
積者陰気也。其始発有常処。　　　　　　其痛不離其部。

上下終始する所有り。左右常にきわまる所有り。

上下有所終始。　　左右有常窮処。

聚は陽気なり。その始めて発するに根本なし。上下留止する所なし。

聚者陽気也。其始発無根本。　　　　上下無所留止。

その痛み常の所なし。これを聚と謂う。故にこれを以て積聚を別ち知るなり。

其痛無常処。　　謂之聚。　　故以是別知積聚也。

【解説】

　腹部に腫瘤を触れる病を積という。次の五十六難と共に本難はこの「積・聚」について述べた所である。そのうち五十五難では積と聚の一般的な違いを述べ、五十六難ではそれぞれの積の起こる理由を述べている。いわば本難が積の総論で、五十六難は各論ということになる。

　先ず質問では積と聚の鑑別法を聞いている。その答えはＡ・Ｂ二つの部分からなっているが、Ａは積・聚の定義であり、Ｂはその臨床的な鑑別法である。

　Ａでは積の特徴を「陰性で五臓の生ずる病であり、気の積もる所」と規定している。また聚は「陽性で六腑の成す所、気のあつまる所」と表現している。それぞれの特徴を述べているのがＢの内容である。

　Ｂでは積について「常のところ有り。その痛みその部を離れず」と言っている。つまり症状のある場所が固定しているのが"積"である。更にその性質について「上下終始する所有り。左右常にきわまる所有り」と付け加えているから、積は周囲との境目がはっきりしているということである。また聚については陽性なので「上下留止する所なし。その痛み常の所なし」と言っている。こちらは塊が移動しやすいということである。要するに場所が固定している積に対して聚は一定しないというのである。従って癌の様なものは積に当たるわけである。

　本難は内容が比較的具体的なのであまり深みのあるものとは言えないが、その中でも特に積・聚の相違点として「気の積もる所」と「気のあつまる所」という表現の違いが重要である。この表現によって単なる鑑別法ばかりでなく、予後の違いについてもここで述べていることになる。当然この二つの気は同じものではない。つまり積・聚の違いはある意味で良性と悪性の

違いでもある。聚の字にはもともと「集まる」の意味があるのでさほど性
質の悪くない気、或いは「正気の集まり」と見ても良い。これに対して積
はその字の通り「つもる」物である。その意味からするとあまり性質の良
くない気であることが分かる。

　まわりくどい言い方をしたが、積・聚の本質は五十三難に言う「伝変」
が途中で停止したものである。本文中の「積は五臓の生ずる所、聚は六腑
の成す所なり」の一節がそれを教えている。分かり易く言うと、積は次の
臓器が邪の受け取りを拒否したようなものである。いわば"相剋する臓器
同士が拮抗している状態"が積の本質なのである。

　もしも積ができずに邪が順調に伝変していくと、死に向かって確実に進
行していくことになる。治療に当たってはそのことに充分注意をする必要
がある。すなわち病の流れを絶対に進行させるようなことをしてはならな
いわけである。もっとはっきり言うと積の治療には焦ることなく確実に元
に戻すような、或は病を浅くしていくような治療が望ましいのである。つ
まり積から聚にしていく治療、すなわち「病を浅くしていく治し方」が良
いわけである。

　そのあたりの理由については次の五十六難に詳しく述べられている。

五十六難

[原文]

五十六の難に曰く。五臓の積におのおの名有りや。

五十六難曰。　　五臓之積、各有名乎。

何れの月、何れの日を以てこれを得るや、然るなり。肝の積を名づけて肥気という。
　いずれの　　　　　　　　　　　　　　　　A
以何月何日得之。　　　　　　然。　　　肝之積名曰肥気。

左の脇下に在り。覆杯の如し。頭足有り。
　　　　（その形）　　　　　注1
在左脇下。　　　如覆杯。　　有頭足。

久しく癒えざれば、人をして咳逆、瘧瘧を発せしむ。歳を重ねて已えざれば、
①　　　　　　　　　　　　　　　　　　②　　　い
久不癒、　　　　令人発咳逆、瘧瘧。　　連歳不已、
注2
季夏戊己の日を以てこれを得る。何を以てこれを言うや。肺病は肝に伝え、
　②
以季夏戊己日得之。　　　何以言之。　　　肺病伝於肝、

肝はまさにこれを脾に伝うべし。脾は適に季夏に王す。王ずる者は邪を受けず。
　　　　　　　　　　　　　　③注3
肝当伝脾。　　　　脾季夏適王。　　王者不受邪。

肝また肺に返さんと欲す。肺は肯えて受けず。故に留結して積を為す。
　　　　　　　　　④注4
肝復欲還肺。　　肺不肯受。　　故留結為積。

故に肥気は季夏、戊己の日を以てこれを得ると知る。

故知肥気以季夏戊己日得之。

心の積を名づけて伏梁と言う。臍上に起こる。大きさ臂の如し。
B　　　　　　　　　　　　　　　　　注5
心之積名曰伏梁。　　　起臍上。　　大如臂。

上りて心下に至る。久しく愈えざれば人をして煩心を病ましむ。
　（その症状は）　　　①
上至心下。　　久不愈令人病煩心。

秋、庚辛の日を以てこれを得る。何を以てこれを言うや。

②
以秋庚辛日得之。　　　　　何以言之。

腎病は心に伝え、心はまさに肺に伝えんとすべし。肺は秋を以て適に王す。

腎病伝心、　　心当伝肺。　　　　　　肺以秋適王。

王ずる者は邪を受けず。心はまた腎に返さんと欲す。腎は肯えて受けず。

王者不受邪。　　　心復欲還腎。　　　　腎不肯受。

故に留結して積を為す。故に伏梁は秋、庚辛の日を以てこれを得ると知る。

故留結為積。　　　故知伏梁以秋庚辛日得之。

脾の積を名づけて痞気と言う。胃脘に在り。覆いて大なること盤の如し。

C　　　　　　　　　　　　　（その形）　　注6
脾之積名曰痞気。　　　在胃脘。　覆大如盤。

久しく愈えざれば、人をして四肢収まらず、黄疸を発せしむ。

久不愈、　　　　令人四肢不収、　　　発黄疸。

飲食は肌膚を為さず。冬、壬癸の日を以てこれを得る。何を以てこれを言うや。

飲食不為肌膚。　以冬壬癸日得之。　　　　何以言之。

肝病は脾に伝え、脾はまさに腎に伝うべし。腎は冬を以て適に王す。

肝病伝脾、　　脾当伝腎。　　　　腎以冬適王。

王ずる者は邪を受けず。脾はまた肝に返さんと欲す。肝は肯て受けず。

王者不受邪、　　　　　　**脾復欲還肝。**　　　　　　　　**肝不肯受。**

故に留結して積を為す。故に痞気は冬、壬癸の日を以てこれを得ると知る。

故留結為積。　　　　　**故知痞気以冬壬癸日得之。**

肺の積を名づけて息賁と言う。右脇下に在り。覆いて大なること杯の如し。
D
肺之積名曰息賁。　　　　　　**在右脇下。**　　**覆大如杯。**

久しく愈えざれば、人をして洒淅寒熱喘咳し、肺壅を発せしむ。

久不已、　　　　　**令人洒淅寒熱喘咳、**　　**発肺壅。**

春、甲乙の日を以てこれを得る。何を以てこれを言うや。心病は肺に伝え、

以春甲乙日得之。　　　　　　**何以言之。**　　　　　　　**心病伝肺、**

肺はまさに肝に伝うべし。肝は春を以て適に王す。王ずる者は邪を受けず。

肺当伝肝。　　　　　　**肝以春適王。**　　　　　**王者不受邪。**

肺はまた心に返さんと欲す。心は肯て受けず。故に留結して積を為す。

肺復欲還心。　　　　　**心不肯受。**　　　**故留結為積。**

故に息賁は春、甲乙の日を以てこれを得ると知る。腎の積を名づけて賁豚と言う。
E
故知息賁以春甲乙日得之。　　　　**腎之積名曰賁豚。**

小腹より発して上りて心下に至る。もしくは豚の状のごとく、

発於小腹上至心下。　　　　　若豚状、

或いは上り或いは下りて時無し。久しく已えざれば、人をして喘逆して骨痿え、

或上或下無時。　　　　　久不已、　　　　令人喘逆骨痿、

少気せしむ。夏、丙丁の日を以てこれを得る。何を以てこれを言うや。

少気。　　以夏丙丁日得之。　　　　何以言之。

脾病は腎に伝え、腎はまさに心に伝うべし。心は夏を以て適に王す。

脾病伝腎。　　腎当伝心。　　　　　心以夏適王。

王ずる者は邪を受けず。腎はまた脾に返さんと欲す。脾は肯えて受けず。

王者不受邪。　　　腎復欲還脾。　　　　脾不肯受。

故に留結して積を為す。故に賁豚は夏、丙丁の日を以てこれを得ることを知る。

故留結為積。　　故知賁豚以夏丙丁日得之。

これ五積の要法なり。

此五積之要法也。

　　注1：頭足有り＝「境目がはっきりしている」ということ。
　　注2：季夏＝「土用」を意味する。春夏秋冬各季節の終わり十八日余りを
　　　　　言う。
　　注3：適王＝字の通りに「適に王ず」と読んでも間違いではないが、ここ

は「まさに王ず」と読むのが自然である。(以下も同じ)。

注4：肯＝この字は「アエテ」または「ウベナイテ」と読む。

注5：臂の如し＝「腕の様な形をしている」ということ。

注6：盤の如し＝「胃脘に在り」という所から上腹部全体に硬く触れる物
　　　で、心の積は棒状の形をしているが、脾の積は平板上の形をしている。
　　　肝硬変の初期に見られる肝腫の触診所見がこれに当たると考えられ
　　　る。

種類	名称	存在位置	発生時期	主な症状
肝の積	肥気	左の脇下	季夏又は 戊己の日	咳逆、瘤瘧を発す
心の積	伏梁	上りて 　心下に至る	秋、又は 庚辛の日	煩心を病む
脾の積	痞気	胃脘	冬、又は 壬癸の日	四肢収まらず 黄疸を発し 飲食肌膚を為さず
肺の積	息賁	右脇下	春、又は 甲乙の日	酒淅寒熱喘咳し 肺癰を発す
腎の積	賁豚	或いは上り 或いは下りて 時無し	夏、又は 丙丁の日	喘逆して骨痿え 少気せしむ

表9

【解説】

　本難はそれぞれの積の主な症状とその発生理由を述べた所である。文章
は長いが同じ形を五回繰り返しているだけで、言おうとすることは一つで
ある。AからEまでの記号でその単位を示しておいたが、その内の一つが
分かればあとは応用出来るはずである。

　詳しい説明をする前に本難の内容をまとめてみると、表9のようになる。

　AからEまでは文章の並び方がどれも一定である。まず積の名称を上げ、続いて存在位置と形を述べ、その後で積の発生過程を二段階に分けて説明している。①と②の記号で示したのがその発生過程である。「何を以てこれを言うや」以下は積のできる理由を述べてそれぞれの文章を締めくくっている。この言葉は現代風に言えば「どういうことかというと」といった程度のつなぎである。

　例えば記号Aは肝の積の説明である。その名を肥気と言い、左の脇に有って杯を伏せた様な形をしている。「覆杯」というのはその有様を形容したものである。その後①の所すなわち「久しく愈えざれば」の前には肝病の二文字を補足すべきである。つまり①はいまだ積になっていない、臓病のこじれた段階を示している。臓病が中々治らない場合は咳逆や瘧瘧という症状が起こる。咳逆は発作的に咳込んで中々楽にならないこと。瘧瘧は俗に「おこり」と言われるもので、いつ罹ったのか分からず二・三日に一度熱を出す病気のことである。これは今で言うマラリヤの様なものと思えば良い。

　以下の四か所も①の段階は臓病の内容であるから、同様にBは心病、Cは脾病、Dは肺病、Eは腎病の二文字をそれぞれ補足すべきである。

　そして②の段階がいよいよ積のできる条件である。「歳を連ねて已えざれば」というのは「慢性化して治らなかった場合に」の意味で「已」は「癒」と同じである。つまり肝病が中々治らなければ、やがて土用や戊己の時になって積が出来るのである。

　そこで次はこの積の発生時期について考えてみよう。

　肺の積を例に挙げると、肺の積は春または甲・乙の時に出来ると述べられている。肺積の基になる邪は心から伝わったものであるから、臓器の側から見ればそれぞれの邪は「賊邪」に当たるわけで、「積は治りにくい」と言われる理由もうなずけるわけである。

　言うまでもなく肺は金性の臓器であるが、春と甲・乙の年や月は木の旺盛な時である。加えてその時は火の勢いも「旺」に次ぐ「相」という状態

である。言い換えれば木も火も極めて病気になりにくい時期である。つまり著者はここで積の説明と同時に「病気になりにくい条件」も教えていることになる。ある意味ではこれが七伝の停止する条件ともなり得るし、これを応用して七十七難に言う「未病を治す」ための条件を調えることも出来るわけである。

　要するに積の対策としては治療できる時期を待って、それにより相尅伝変している邪を積極的に相生伝変に変えていくような治療を行うのが正しいやり方なのである。逆の言い方をすれば、扁鵲はそのことを教える目的で、積のできる時期を明記したのではないかとさえ考えられるのである。

　例えば肥気（肝の積）は土用や戊己の時期に起こるが、これを相生伝変させて心に伝えることが出来れば、治すことが出来るはずである。ではその時期はいつかと言うと、まず積が出来た次の季節の秋や庚・辛の時は、木が弱くなっているので肝の邪が出ていくことはない。従ってこの時期は肝積の治療が不可能な時である。ではその次の季節、すなわち冬または壬・癸はどうかというと、この時期は水が旺盛になるので肝木はかなり力を増してくる。いわゆる「相」となる時期である。一方火は最も力の弱い「死」という状態にあるので、これに邪を送るには都合の良い時期なのである「木の治療に水を使う」つまり積の有る臓器の母の季節・時期を待てばその治療時期が回って来ることになる。奇しくもこのことは六十九難に言う「虚はその母を補う」の原則に通じるわけである。

　このように積の発生時期を知ることによって、その裏を読んで治療時期が導き出せるわけである。あらためてその理論の奥深さと広大さに驚かされる次第である。

五泄

　いろいろな症状がある中で、前節の「積」が実的な症状の代表であると

すれば、虚的な症状の代表が「泄」である。そこで今度は「五泄」につい
て述べた五十七難を見てみることにしよう。

五十七難

［原文］

五十七の難に曰く。泄におよそいくつ有りや。みな名有りやいなや。然るなり。

五十七難曰。　泄凡有幾。　　　皆有名不。　　　然。

泄に凡そ五つ有り。その名も五つ有り。胃泄有り。脾泄有り。
　　およそ
泄凡有五。　　　其名有五。　　　有胃泄。　有脾泄。

大腸泄有り。小腸泄有り。大瘕泄有り。名づけて後重と言う。

有大腸泄。　有小腸泄。　有大瘕泄。　名曰後重。

胃泄は飲食化せず。　色は黄。
A
胃泄者飲食不化。色黄。

脾泄は腹脹り満ちて泄注す。食すれば即ち嘔吐して逆す。
B
脾泄者腹脹満泄注。　　　食即嘔吐逆。

大腸泄は食し終わって窘迫し、大便の色は白く、腸鳴して切痛す。
C　　　　　　　　きんぱく
大腸泄者食已窘迫、　　　大便色白、　　　腸鳴切痛。

小腸泄は溲して膿血を便し、少腹痛む。
　D　　　　注
小腸泄者溲而便膿血少腹痛。

大瘕泄は裏急後重し、しばしば圊に至りて而して便することあたわず。
　E　　　　　　　　　　　　かわや
大瘕泄者裏急後重、数至圊而不能便。

茎中痛む。これ五泄の法なり。

茎中痛。　此五泄之法也。

　　　注：溲＝この字は「いばり」と読む。尿のことだが、強いて字の通りに解釈
　　　　　すれば「排尿時に膿や血を交えた便が出てしまう」と言う意味になる。
　　　　　しかしこの表現には少々問題がある。それについては解説の中で述べる
　　　　　ことにする。

【解説】
　本難は五泄、すなわち下痢についての説明である。泄といっても実際に
はもっと多くの種類がある。ここではその代表的なものを取り上げて五泄
としたにすぎない。それが「凡」（およそ）という字を使った理由である。
また『素問』や『霊枢』では「痢病」や「泄寫」などの名で呼ばれている
だけで、臓腑の名が付けられているのは難経が最初である。このことを指
摘して呼び名を照合しているのは『難経古義』だけである。
　先ずＡ「胃泄」は不消化便をするのが特徴で、便の中に食物の形がその
まま残っている場合も見られる。風邪が胃に入って起こるもので、『素問』
ではこれを飧泄と呼んでいる。五泄の中では最も軽いものである。
　Ｂ「脾泄」は便の出方がひどく、水様便（泄注）を下すのが特徴である。
「吐」は「脾が食べ物を受け入れない」の意味である。嘔と吐は声の有無を
以て区別するという考え方もあるが、嘔は強い悪心を伴い、吐はそれほど

でもないようである。また「腹脹り満ちて」は湿邪によるものと考えられる。『医法大成論和語抄』では脾泄を泄寫と呼んでいる。

　C「大腸泄」は別名を洞泄とも言い、激しい腹痛（切痛）があって、食後すぐに便意を催すのが特徴である。「窘迫」は「すぐに」とか「急に」の意味である。とにかく大腸泄は腹鳴と激しい腹痛が特徴である

　D「小腸泄」は別名を血泄とも言い、便に膿血を交えるのが特徴である。小腸は火性の腑である為に、その色である赤色を含んでいる。「少腹痛む」は下腹部の痛みのことである。注の所でも書いたように、ここの「溲」には少々問題がある。下痢に伴って小便の量が多くなることは一般に有り得ないことである。「而」の一字がなければ文章の通りでも問題は無いのだが、尿の失禁を伴うとすれば病位は腎に有ることになり、膿血を交えるという症状とは矛盾する。従ってここは「痩せて而して」の誤りではないかと考えられる。このような症状は現在で言うカタル性大腸炎や病原性大腸菌O-157による症状の様なものであろうと考えられる。

　五泄はおおむね便の色で区別できるが、E大瘕泄のみ少し異なる。激しい裏急後重が特徴で、問いの文にもあるように「後重」の別名で呼ばれる。『素問』ではこれを「腸癖」と呼んでいる。大瘕泄は病位が腎にある泄で、陰茎の中が痛むほど出にくい泄である。「茎中痛む」とはそのことを言ったものである。

「瘕」は「結」（結ぼれ）という意味であり、腹中に塊を触れるものである。これも泄であることに変わりはないが、体力が極めて弱い者に見られる。特に虚の程度がひどい為に、あたかも実のような症状に見える。すなわち「非常に出にくい」という症状を呈するに至った者である。便が柔らかいことと出にくいこと、便意が止まらないことの三つが大瘕泄の特徴なのである。

　始めにも書いたように、ここに述べられているのはあくまでも代表的なものを取り上げているだけである。一口に泄と言ってもまだまだ多くの種類が有ることを知らなければならない。このことはまた、他の難についても同様である。

狂癲

　次は五十九難と二十難を見ながら、死期の症状について考えてみること
にしよう。

五十九難

［原文］

五十九の難に曰く。狂癲の病、何を以てかこれを別たん。然るなり。

五十九難曰。　　狂癲之病、何以別之。　　　　　然。

狂疾の始めて発するや、臥すこと少なくして飢えず、自ら高ぶり賢きなり。

A　　　　　　　　　　注1
狂疾之始発、　　少臥而不飢、　　　自高賢也。

自ら智を弁ずるなり。自ら倨り貴ぶるなり。みだりに笑いて歌楽を好み、

おごりたかぶる
自弁智也。　　　自倨貴也。　　　　妄笑好歌楽、

妄りに行きて休まざるはこれなり。

妄行不休是也。

癲疾の始めて発するは意楽しまず、僵仆して直視す。

B　　　　　　　　　　　　　　注2
癲疾始発意不楽、　　　僵仆直視。

その脈三部、陰陽倶に盛んなるはこれなり。
C
其脈三部、陰陽倶盛是也。

　　注１：臥す＝体を横たえることだが、ここでは夜眠らないことを意味する。
　　注２：僵仆して＝突然倒れること。

【解説】
　本難は陰陽の気が乱れた時の症状を述べた所で、二十難の内容と表裏一体を為している。
　狂癲の病とは陰陽の気が偏って起こる症状で、上焦に陽気が集まると狂となり、逆に陰気が集まると癲になる。本文中のＡは狂の症状、Ｂは癲の症状を述べた部分、またＣは結びの文章である。
　先ず狂の症状は「臥すこと少なくして飢えず、自ら高ぶり賢きなり」という症状を紹介している。これは直訳すると「寝ないで働くこともいとわず、いつも元気旺盛で疲れも知らない人」という意味になる。更に「自ら智を弁じ、自らおごり貴ぶるなり」は「多弁で他人を尊敬する気持ちや思いやる気持ちもなく、不遜な態度を取る」者である。なおもそれが昂ずると「みだりに笑いて歌楽を好み、妄りに行きて休まざるはこれなり」という状態になる。ここで言う「行きて」は「よく動く」という意味である。要するに落ち着きのない状態で、陽気が上焦に集中している為に、陽の症状ばかり見られる。従ってここは「妄りに行いて」と読んでも間違いではない。
　一方癲の症状は「意楽しまず、僵仆して直視す」というから、何ごとにも悲観的な考え方を持ち、横になってばかりいる。ひどい場合は卒倒したり、或いは目がすわって一点を見つめているという場合もある。こちらは狂と反対で陰気が上焦に集中してしまう為に、陰の症状だけが見られるようになる。もちろん現在で言うところの狂気や癲癇もこの記述と無関係ではない。
　ところがこれらの症状は決して外邪性のものではなく、いずれも生気の

虚がひどい為に陰陽の交流ができず、陰気と陽気が上焦と下焦に別れてしまった為の症状である。だからここで言うのは病的な者ばかりではなく、例えば正常の範囲内であっても「少し行き過ぎている」といった程度の者も含んでいる。

　最後は脈の形を述べて結びとしている。「陰陽倶に盛んな脈」とは両者を同時に述べてしまっているので分かりにくいが、これは決して「浮沈とも盛ん」という意味ではない。正しくは「狂の脈は三部とも（すなわち寸口から尺中まで）陽脈が強く、癲の脈は三部とも陰脈が盛ん」という意味である。

　正常な人間であれば寸口部には陽脈を拍ち、尺中部には陰脈を拍つはずである。ところが寸口部ばかりか尺中部まで陽脈を拍つのが「狂」である。しかもその陽脈が特に強いという脈である。同様に陰脈を拍つはずのない寸口部にまで陰脈を拍ち、しかもそれが強いのが癲の脈である。いずれにしても狂癲の病は陰陽の交流が妨げられた症状であるから、その脈はすべて陽脈になるか、それともすべて陰脈になるかのどちらかしかない。尺中まで陽脈を拍つのは陽が陰を侵した状態の脈であり、寸口部にまで陰脈を拍つのは陰が陽を侵したという意味である。つまり、狂も癲も陰陽離別という極めて好ましからざる病態を言ったものである。

　本文のような症状が見られる場合、例えば「臥すこと少なくして飢えず」という症状が有ったとすれば、寸口・尺中とも浮・滑・長のような脈を拍つであろうし「妄りに行きて休まず」ともなれば、それに「大」や「数」を加えるものである。また「意楽しまず、僵仆して直視す」という症状の場合は寸口・尺中とも沈・濇・濡、或いは沈・細・微というような脈が見られるはずである。

　以上のように狂癲の症状に加えて脈状を本難の結びに使うことによって、著者は「詳しいことは二十難を見よ」と言いたかったのではないかと考えられる。

　そこで次は二十難を考えてみることにしよう。

二十難

[原文]

二十の難に曰く。経に言う。脈に伏匿有りとは、いずれの臓に伏匿するを

注1

二十難曰。　　　経言。　　　脈有伏匿、　　　　　伏匿於何臓

而して伏匿と言うや。然るなり。陰陽こもごもあい乗じ、

A

而言伏匿耶。　　　然。　　　謂陰陽更相乗、

こもごもあい伏するを謂うなり。脈の陰部に居て、而して反して陽脈見るる者は、

注2　　　　　　　　あらわるる

更相伏也。　　　　　脈居陰部、　　而反陽脈見者、

陽が陰に乗ずると為すなり。脈時に沈濇にして短といえども、

為陽乗陰也。　　　　　脈雖時沈濇而短、

これは陽中の伏陰と謂うなり。脈の陽部に居て、而して反して陰脈見るる者は、

注3　　　　　　　　あらわるる

此謂陽中伏陰也。　　　　脈居陽部、　　而反陰脈見者、

陰が陽に乗ずると為すなり。脈、時に浮滑にして長と雖（いえども）、

為陰乗陽也。　　　　　脈雖時浮滑而長、

これは陰中の伏陽と謂うなり。重陽の者は狂し、重陰の者は癲す。

B

此謂陰中伏陽也。　　　　重陽者狂、　　重陰者癲。

脱陽の者は鬼を見、脱陰の者は目盲す。

脱陽者見鬼、　　脱陰者目盲。

> 注１：経に言う＝『素問・霊枢』には該当する内容が見当たらない。
> 注２：陰部＝関より後、尺中の部を言う。
> 注３：陽部＝関より前、寸口の部を言う。

【解説】

　本難は死期に見られる症状と脈の形を非常に具体的に述べた所である。全体は二つの部分からなっており、それぞれの部分を記号ＡとＢで示してある。前半Ａは脈状の説明、後半Ｂは症状の説明になっている。ここも三十四難と同様、後半から先に読んだ方が分かり易いので、まず後半から見ていくことにする。

　原文で見ると、後半Ｂはあまりにも非科学的に見えるが、死期に見られる症状をこれほど具体的に述べたものは他に例を見ない。ここには四つの症状が書かれているが、これらの症状は老衰などの、いわゆる尊厳死の際に誰でも一過性に見られるものである。

　先ず「重陽の者は狂し、重陰の者は癲す」とあるが、これは死の三日ぐらい前によく見られる症状である。例えば意味不明の言葉を口走ったり、或いは周囲の者を怒鳴るなどの症状である。或いは一晩中室内を歩き回る者もいる。このような症状を「狂す」と言っているのである。その後ほとんど口を利かない状態になったり、或いは眠った様に見えるとか、或いは意識が無くなるなどの症状が見られる。このような症状が癲の意味するものではないかと考えられる。「重陽・重陰」と言ったのは、狂は陽が極まって起こる症状であり、癲は陰が極まって起こる症状だからである。あくまでもここは症状の性質によって区別しているだけである。

　最後は「脱陽の者は鬼を見、脱陰の者は目盲す」と結んでいる。「脱」は「遂には」といった程度にとっておけば良い。「鬼を見る」とは死ぬ数日前

になると現れる症状で、例えば患者の枕元に何者かが居る様な仕草を見せることがある。これは一種の幻覚の様なもので、その典型が「撮空」と呼ばれる症状である。撮空とは生命を終えようとする者が手を上方に上げて、しきりに何かをつかもうとする動作を見せることを言う。もちろん元気な者には何も見えるはずがないが、死の淵にある者には見えるのかもしれない。例えば次の様な実例がある。九十九歳の女性が死の数日前から毎日のように、夜半になると杖を取り出して「コンコメが来た、あっちへ行け」と言いながら、家具や壁の隙間をかき回していたという。たとえ鬼ではないにしても、この行動は何者かの影が見えていた証拠である。このような一種の幻覚がここで言う「鬼」ではないかと考えられる。

また「目盲す」とは決して視力を失うという意味ではない。上記のような諸症状の後、いよいよ臨終の時が近づくと目も開かず、口もきかず、ただ静かに時を待つという時期が来る。一切の気力を失い、自発的な動作をすべてやめる時期である。ただこの時も耳の機能だけは失われていない。「耳は腎の主り」と言われる所以である。筆者が死亡前日のある患者を見た時、この患者は「意識がないのかしら？」という家族の言葉に対し、脈を診ていた筆者の手をわずかに握り返して、かすかな声で「意識ありますよ」と応えて驚かされたことがある。

このように表面の字だけを見ていると正しい意味をつかむことは出来ないが、臨床の実例に照らして考えると、難経の文章は実に無駄のない優れたものであることが分かる。

なおここに使われている「重陽と重陰」、それに「脱陽と脱陰」の正確な意味については前半の内容を見た後で述べることにする。

さて前半の内容だが、ここには二段階の脈形が陰陽に分けて述べられている。

第一段階は「陰陽こもごもあい乗じた」段階。これを①とする。次は「陰陽こもごもあい伏する」段階である。これを②とする。

① 陰陽こもごもあい乗じた段階＝（脈の陰部に居て、而して反して陽脈を見る者。及び、脈の陽部に居て、而して反して陰脈を見る者。）

 a 脈の陰部は尺中のこと、この部に浮・滑・長・実などの陽脈を拍っている状態。

 b 脈の陽部は寸口部のこと、寸口に沈・濇・短・遅などの陰脈を拍っている状態。

  尺中に陽脈を拍っている者は病が四肢に有り、寸口に陰脈を拍っている者は病が内臓にあるという状態である。すなわちaは十九難に言う「大過」であり、四難で言う一陽一陰及び一陽二陰に当たると考えられる。またbは「不及」のことで、四難の一陰一陽、或いは一陰二陽に当たるものである。いずれも「逆証」である。

② 陰陽こもごもあい伏する段階＝（脈の陰部に居て、而して反して陽脈を見、時に沈濇にして短の脈を拍つ者。或いは脈の陽部に居て、而して反して陰脈を見、時に浮滑にして長の脈を拍つ者。）

 「時に」というのは陰陽こもごもあい乗じた脈の中に本来の脈がまぎれ込んでいるという意味で、陰陽の混乱を表している。

 a 尺中に陽脈を拍っていて、時折陰脈を見る者は「陽中の伏陰」という。

 b 寸口に陰脈を拍っていて、時折陽脈を見る者は「陰中の伏陽」という。

 この①と②の各段階において、陰陽二つの条件を区別すれば重陽と重陰、それに脱陽と脱陰の正確な意味が分かる。

 先ずBの始めにある重陽と重陰だが、「陽中の伏陰」すなわち②のaは陰部に陰の脈がまぎれ込んでいるので「重陰」という。これは四難で言う「一陰三陽」に当たる。

「陰中の伏陽」（②のb）は陽部に陽の脈がまぎれ込んでいるので「重陽」と言う。これは四難で言えば「一陽三陰」と同じである。

 では「脱陽と脱陰」はどのような脈の形をしているのかというと、それは三難に書かれているものと同じ形である。すなわち「脱陽」は陽の部を超

えて魚際にまで至る脈、これを三難では「外関内格」または「溢」と呼んでいる。また「脱陰」は尺に向かって退いた脈、すなわち三難の「内関外格」または「覆」と同じである。

ただし、八十一難には「これ病、寸口の脈を言うには非ず。病みずから虚実あるを謂うなり」と書かれているから、ここまで来たら脈の形など問題ではない。症状を見れば誰でもおのずと分かることである。だから問いの文中に「いずれの臓に伏匿するを……」と言っているのもそういう意味であろうと考えられる。

それが脈論であれ病証論であれ、人が生きていくためにはどうしても順調で円滑な陰陽の交流が必要である。そこに何らかの滞りを生じた時、人は病気になり陰陽が交流しなくなった時に死ぬのである。ただの鬱滞から陰陽の乱れ、逆流、そして交流が停止するまでの各段階で見られる代表的な症状と脈の形を述べたのが本難である。

要するに二十難の内容は使っている言葉こそ違うが、四難と三難の内容に具体的な症状を加えたものだったわけである。

虚・実（まとめ）

これまで幾つかの難を見ながら色々な病症の形を考えてきたが、病証を診る上で最も大切なことは虚実である。東西両医学の比較において、また鍼灸医学と漢方医学の比較においても、鍼灸医学を最も優位ならしめるものが虚実の認識ではないかと思う。虚実の概念を持っていることがいわば鍼灸医学の最も大きな特長であると言うことが出来る。病症論の最後は四十八難を見ながら、虚実の基準を考えてみることにしよう。

難経では六十九難、七十五難、それに八十一難といずれも同じ虚実の字を使っていながら、それぞれ異なる意味の使い方をしている。それらの基準について述べているのが四十八難である。四十八難は俗に「三虚・三実」

と言われる所で、比較的具体的な内容を持ち、しかも深く大きな意味を含んだ難である。

四十八難

[原文]

四十八の難に曰く。人に三虚三実有りとは何の謂いぞや。しかるなり。

（病の症候に）
四十八難曰。　　　　人有三虚三実何謂也。　　　　　　然。

脈の虚実あり。病の虚実あり。診の虚実あるなり。

有脈之虚実。有病之虚実。有診之虚実也。

脈の虚実は、濡なる者を虚と為し、緊牢なる者を実と為す。
A　　　　　弱　　　　　　　　　　　強
脈之虚実者濡者為虚、　　　緊牢者為実。

病の虚実はいずる者を虚と為し、いる者を実と為す。言う者は虚と為し、
B　　　　　内より　　　　外より　邪　　①
病之虚実者出者為虚、　　入者為実。　　言者為虚、

言わざる者を実と為す。緩なる者は虚と為し、急なる者を実と為す。
　　　　　　　　②
不言者為実。　　緩者為虚、　　　急者為実。

診の虚実は濡なる者を虚と為し、牢なる者を実と為す。かゆき者を虚と為し、
C　　　　　　　　　　　　　　　　　　③
診之虚実者濡者為虚、　　牢者為実。　　痒者為虚、

痛む者を実と為す。外痛み内快きは外実内虚と為す。内痛み外快きは

④
痛者為実。　　外痛内快為外実内虚。　　　　内痛外快

内実外虚と為す。ゆえに虚実といわく。

為内実外虚。　故日虚実。

【解説】

　本難は一般に"三虚三実"と呼ばれる所で、虚実の目安について述べた病症論的な内容と考えられている。だがそれは表向きのことで、その内容は決して病症論などではなく、診断法の要点を述べた大変重要な所である。非常に深みのある内容で、補足の文字が何通りも考えられる部分があるので、それぞれを記号で示すことにした。

　先ず「『病人には色々な虚実の症候が見られる』と言われているが、それはどのようなことから分かるのであろうか？」という問いに対して、「然るなり（はいそれには）脈の虚実、病の虚実、診の虚実（の三つ）があります。」と答えている。

　ここまでがこの難の問題提起をした部分であり、後半では三つの虚実を詳しく説明している。

A　脈の虚実は濡なる者を虚と為し、緊牢なる者を実と為す。
　　これに必要な文字を補足すると「寸口」と「経脈」の二通りがある。
　㊐1　（寸口）脈の虚実と見る場合。
　　［濡なる（柔らかい）者は虚、緊牢なる（硬い）者は実。］＝即ち脈診の要点について述べていると見るのが一般的である。意味は違うが、寸口脈の虚実については六難にも述べられている。
　㊐2　（経）脈の虚実と見る場合。
　　［濡なる（柔らかい）者は虚、緊牢なる（硬い）者は実。］＝これは即ち

切診の要点を述べていることになる。

B　病の虚実は出る者を虚と為し、入る者を実と為す。

　㊙ 1　病因の説明と見る場合。

　　[内より出る者は虚、外より入る者は実] ＝「内より出る者」とは内傷のことであり、「外より入る者は」外邪のことである。従ってここは「内傷は虚の症状を表し、 外邪は実の症状を表す。」という意味にもなる。

　㊙ 2　病症の説明と見る場合。(但しこの場合は「入る者」を「不出者」と考えて) [出る者は虚、い出ざるは実] とすれば症状の目安となる。これを分泌液で例を挙げると次の様になる。

（五液）　涙は肝木の虚	大息は胆の虚
汗は心火の虚	下痢は脾の虚
涎は脾土の虚	便秘は脾の実
涕は肺金の虚	頻尿は三焦の虚
唾（なまつば）は腎水の虚	尿閉は三焦の実

① 言う者は虚、言わざる者は実＝

　㊙　患者の言葉の数は正気の強さと反比例している。だから良く喋る患者、訴えの多い患者は、正気の力が弱っている証拠である。他に重要な症状が無ければ陰虚証だが、痛みがあって言葉の多い者は陽虚証になっていることが少なくない。反対に言葉の少ない者はまだ体力・気力とも十分に残っているので、比較的治りが良い、と見ることが出来る。

② 緩なる者は虚、急なる者は実＝

　㊙ 1　[出る者は虚] の所でも述べたように、靭帯や括約筋が緩むのは虚の症状である。例えば脳卒中の後遺症では口角が緩んで涎が止まらなくなる症状が見られる。また、いわゆる逆さまつげも眼瞼が緩むからである。これらの症状はいずれも脾土の虚によるものである。そして内臓下垂は陽虚（心包の虚）に含まれる。

　　その他にも腎水が虚すると尿の失禁や鼠径ヘルニアなどが起こる。

痔は緩む症状とも言え、出る症状とも言えるが、いずれにしても肺または腎の虚であることに変わりはない。しかし脱肛は肛門括約筋に締まりがあるので「急なる者」に含まれるから、痔よりは治り易い。また麻痺の場合は陽虚証なので弛緩性（虚）は治り易いが、痙直性（実）は症候不一致となるので治りにくい。

㊣ 2　経過の説明と見る場合

進行の遅い（緩）病気は虚の症状を表し、速い（急）病気は実の症状を表す、というとり方も出来る。即ちこれは問診の要点について述べていることになる。

C　脈の虚実は濡なる者を虚と為し、牢なる者を実と為す。＝

㊣　脈の虚実とほとんど同じ表現を使っているが、これは色調（顔色）と声の調子について述べたものである。即ちこの部分は望診と聞診の要点を述べていることになる。色調の柔らかい者は虚証の顔色であり、変化の鮮明な者は実の症状であるという意味である。同じように声の調子も柔らかい者は虚の症状であり、硬い声は実の症状である、と見ることが出来る。

③　痒き者は虚、痛む者は実。＝

㊣　この部分は問診の要点を述べている。痛みと痒みだけを代表に挙げているが、この他にも不仁や痺、倦怠感など（いずれも虚）がある。また実には熱感もある。

④　外痛み内快きは外実内虚と為し、内痛み外快きは内実外虚と為す＝

㊣　この部分は切診（触診）の要点を述べたものである。切診では深い所と浅い所の虚実を見分けることが大切である。深い所と浅い所では必ず虚実が反対になっているからである。それをよく注意してみると誰にでも切診は容易である。

三虚三実とは脈の虚実・病の虚実・診の虚実の三つを言う。そのうち脈の虚実については「寸口脈の虚実」として六難にも述べられている。そし

て解釈を見れば分かるように、診の虚実とは四診法の要点を述べたものであり、また局所的な虚実について述べた所でもある。それに対して病の虚実とは全身的な虚実を意味している。内容がこれだけ具体的であれば、謎を解くキーワードなど必要無いようにも見えるが、それだけで終わっては「木を見て森を見ず」である。本難の内容を深く大きなものにする為に、著者はここでもキーワードを入れることを忘れていないのである。それが結びの一説である。

　問いの文章に「三虚三実有るは何の謂いぞや。」と説き起こしているにも拘らず、最後は「ゆえに虚実と曰く」と結んでいる。「故に三虚三実有るなり」とは言っていないのである。もし仮に、これが「故に三虚三実有るなり」という結びであるとするならば、意味はこの解釈のままで良いことになる。だが著者は虚実を強調した表現にすることで、最後の四文字に本難の真意を託したのである。即ち「脈・病・診のそれぞれの虚実を比較することによって、本当の虚実を求めよ」というのが本難の真意である。

　例えば脈・病・診とも全て実であれば、これは陽実証である。また全て虚になるのは陽虚証である。ここまではいずれも"脈症一致"と言われる状態で、比較的治り易い病気に見られる。ところが病気が重くなってくると脈は実脈を拍っているにもかかわらず、全身症状は虚の状態を呈するようになる。癌の末期などによくこのような状態が見られるが、これは"脈症不一致"と言われる非常に治りにくい病態を意味する。或いは脈も全身症状も虚でありながら、局所症状だけが実になる場合も起こり得る。例えば肝炎の末期などに、体はむくんでいるのに顔色だけが紅潮しているという症状が見られることがある。これを載陽と言うが、このような状態は"症候不一致"といって死に近いような患者に見られる症状である。

　　つまり　脈・病・診ともに実　または　ともに虚　………　脈症一致
　　　　　　脈は実、病・診ともに虚　…………………………　脈症不一致
　　　　　　脈・病は虚、診は実　………………………………　症候不一致

　の各段階を見分けることが重要であるというのが本難の言わんとする所なのである。

　三虚三実の中で何を優先するかについては八十一難に述べられている。すなわち、「病自ら虚実あるなり」と書かれているように、病の虚実を最も重要視するのである。また四診法の要点の他に脈と病の虚実を加えて、あえて三つとした理由は「あらゆる病気の変化をつかむことの出来る診断法を伝えたい」と考えたからである。

　説明が長いので要点が分かりにくかったと思うが、総論でも書いたように「三は変化の父母」と言われる数である。この数を使うことによって病気を三つの違った面から眺めてみると、より立体的に見られるからである。だから四十八難の目的は本当の虚実、或いは病体そのものの虚実を見極めることなのである。それが病の虚実、すなわち全身の虚実であり、病体の持つ生命力の虚実なのである。

　以上のように四十八難をよく読んでみると、病症論の総論であると同時に診断法の総論も兼ねているのである。六十一難を診断法のまとめとすれば、著者は病症論の始めと終わりを診断法の極意でくくるという手法でまとめているのである。

　そこで第4章では診断法に関する難を見ていくことにする。

参考文献（上・下巻）

元・滑寿　著『難経本義』　・勝萬郷　著『難経古義』　施風出版社（台湾）

明・王九思　他著『難経集注』　中華書局（台湾）

王叔和・李頻湖　合著『図注難経脈訣』　力行書局（台湾）

広岡蘇仙　著『難経鉄鑑』　（復刻本）

高宮貞　撰『難経達言』　盛文堂

寿徳菴玄由　著『難経捷径』　盛文堂

南里箞　著『難経口問口伝鈔』　盛文堂

昌敬斉玄閑　著『難経本義大鈔』　（復刻本）

王文潔　註『難経評林』　（復刻本）

明・熊宗立　解『勿聴子俗解八十一難経』　盛文堂

『素問王冰注』　中華書局（台湾）

岡本一抱　著『素問諺解』　（復刻本）

陳璧琉・鄭卓人　編『霊枢経白話解』　劦華文化服務社（中国）

馬玄台　著『霊枢註証発微』　（復刻本）

　　同　　　『素問註証発微』　（復刻本）

明・高武　著『鍼灸聚英』上海科学技術出版社（中国）

加納喜光　著『中国医学の誕生』　東大出版会

奥田謙藏　著『傷寒論講義』　医道の日本社

番号索引

著者プロフィール

杉山 勲 (すぎやま いさお)

昭和 20 年茨城県生れ。同 42 年はり灸師免許取得。臨床の傍ら、古典の研究一筋に現在に至る。

平成 23 年米ジェームズ大学より「名誉東洋医学博士号」を授与される。

常に「痛くない鍼で最小の刺激量」を信条としている。

著書に『鍼術速成講座』(緑書房)

『鍼術上達講座』(緑書房)

『鍼術完成講座』(緑書房)

『はり灸治療の手引き』(源草社)

『鍼灸院の患者が増える 即効・陽経治療』(源草社)

『鍼灸いろは経 総論』(源草社)

『鍼灸いろは経 各論』(源草社)

『一生使える鍼灸ノート』(源草社) がある。

増補改訂 わかりやすい難経の臨床解説 上

2024 年 2 月 18 日 第一刷発行

著 者 杉山 勲

発行人 吉田幹治

発行所 有限会社 源草社

東京都千代田区神田神保町 1-64 神保町ビル 301 〒 101-0051

TEL：03-5282-3540 FAX：03-5282-3541

URL：http://gensosha.net/ e-mail：info@gensosha.net

装丁：岩田菜穂子 印刷：株式会社上野印刷所

乱丁・落丁本はお取り替えいたします。

©Isao Sugiyama, 2024 Printed in Japan ISBN978-4-907892-44-9 C3047

はり灸治療の手引

　真に価値のある技術を身に付け、鍼灸治療のステップアップを！
『素問』『霊枢』『難経』などの重要古典から現代に生きる内容を抽出。臨床に必要な知識を残らず収録。
　【基礎的な理論体系】(『素問』『霊枢』『難経』より)
　【要穴の説明】(『鍼灸聚英』『鍼灸大成』より)
　【治療法各論】の構成。

杉山勲著　2003 年 10 月発行
A5 判並製　256 頁　本体：3,000 円＋税
ISBN978-4-906668-33-X　C3047

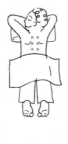

鍼灸院の患者が増える
即効・陽経治療

　痛みを確実に取る治療が鍼灸院の繁栄をもたらす！　著者が臨床経験 40 年にしてつかんだ真実は、「繁栄の鍵は陽経に在り、信用の基は陰経に在り」だった。「痛くない鍼で最小の刺激量」を信条とする著者の豊富な臨床例を挙げて、治療のノウハウを基礎からやさしく解説する臨床解説書の決定版！

杉山勲著　2009 年 6 月発行
A5 判並製　208 頁　本体：2,800 円＋税
ISBN978-4-906668-69-4　C3047

鍼灸いろは経

達人になるための100のアプローチ！ 鍼灸臨床のノウハウを「いろは歌」の順に紹介。「総論」「各論」で合せて百通り余。

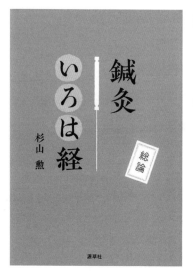

鍼灸いろは経　総論

　知らないと損をする、治療のノウハウがぎっしり！
　鍼灸師にとって座右の書となること間違いなし。

い　痛みの治療をまず覚える
ろ　六十九難は治療に非ず
は　繁栄の鍵は陽経に在り
に　二重構造に騙されてはいけない
〜

杉山勲著　2012年11月発行
A5判並製　168頁　本体：2,000円＋税
ISBN978-4-906668-93-9　C3047

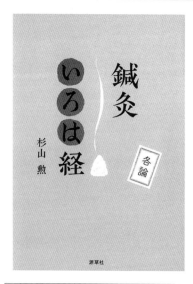

鍼灸いろは経　各論

　臨床の合間にちょっと一読。
　どこから読んでも良い。
　開いたそのページに、治療のヒントがぎっしり！

い　痛みの治療法
ろ　六陽経の鑑別
は　半身辛きはまず胆経
に　任脈・督脈の使い
〜

杉山勲著　2012年11月発行
A5判並製　168頁　本体：2,000円＋税
ISBN978-4-906668-94-6　C3047

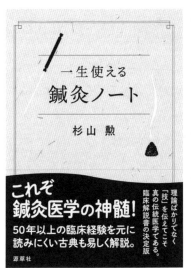

これぞ
鍼灸医学の神髄！
50年以上の臨床経験を元に
読みにくい古典も易しく解説。

理論ばかりでなく
「技」を伝えてこそ
真の伝統医学である。
臨床解説書の決定版

源草社

一生使える 鍼灸ノート

● 理論ばかりではなく、「技」を伝えて
こそ、真の伝統医学である。
● 今は分らなくてもよい。難しいと思う
のは、いずれ分る時が来る前ぶれである。
● 一日一日の経験の積み重ねが、やがて
大きな成功へとつながる。

　本書は『素問』『霊枢』『難経』などの
中から、50年以上の臨床追試に基づいて、
現代の日本人の身体に適用できる内容を
まとめたものである。

杉山勲著　2022年7月発行
A5判並製　176頁　本体：3,000円＋税
ISBN978-4-907892-36-4　C3047